孙轶飞 著
王郡颜 绘

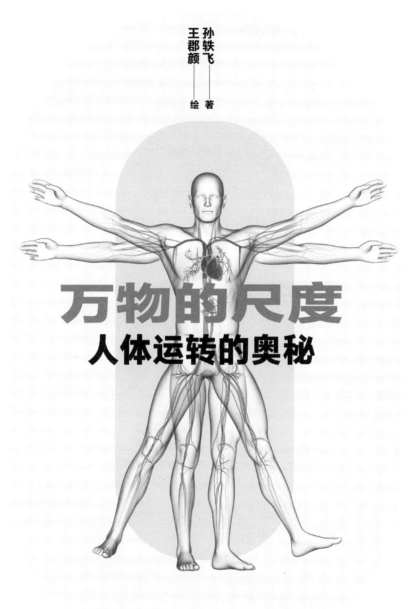

万物的尺度
人体运转的奥秘

意想不到的医学发展史

长江出版传媒
湖北教育出版社

图书在版编目（CIP）数据

万物的尺度：人体运转的奥秘 / 孙轶飞著； 王郡
颜绘 . -- 武汉：湖北教育出版社， 2025.1
（"科学点灯人"书系）
ISBN 978-7-5564-6054-0

Ⅰ.①万… Ⅱ.①孙… ②王… Ⅲ.①人体－普及读
物 Ⅳ.① R32-49

中国国家版本馆 CIP 数据核字（2024）第 042192 号

万物的尺度：人体运转的奥秘

WANWU DE CHIDU:RENTI YUNZHUAN DE AOMI

出 品 人	方 平
策 　 划	杨文婷
责任编辑	杨文婷
整体设计	一超惊人文化
责任校对	李庆华
责任督印	刘牧原

出版发行	长江出版传媒	430070	武汉市雄楚大道 268 号
	湖北教育出版社	430070	武汉市雄楚大道 268 号
经 　 销	新华书店		
网 　 址	http://www.hbedup.com		
印 　 刷	湖北新华印务有限公司		
地 　 址	武汉市硚口区长风路 31 号		
开 　 本	710mm×1000mm　1/16		
印 　 张	19.25		
字 　 数	200 千字		
版 　 次	2025 年 1 月第 1 版		
印 　 次	2025 年 1 月第 1 次印刷		
书 　 号	ISBN 978-7-5564-6054-0		
定 　 价	68.00 元		

— 序 —

我时常觉得，在人生的舞台上，每个人都应该找到命运分配给自己的角色，并尽力演好他，遗憾的是，绝大多数人终其一生都不知道应该去演谁，而轶飞属于那些侥幸的例外。我与他相识多年，完整地见证了他的角色转换，而今，当我读完这本《万物的尺度：人体运转的奥秘》时，我已经确切地知道，他选对了。

这本书的结构非常精妙，前面三章在时间上由远及近，在人体上由宏观到微观，好似经线，后面九章则对九大系统的结构功能、临床意义分别阐释，恰似纬线，如此密密匝匝又条理分明地交织在一起，形成一幅具体而微的医学画卷，如果没有深厚的学养和对本专业发自内心的挚爱，是不可能完成这样一部令人眼前一亮的作品的。

1935 年，胡适在为西格里斯特博士的 *Man and Medcine: An introduction to medical knowledge* 中译本《人与医学：西医文化史》作序时写道："我们的愚昧往往使我们不了解医生，不了解看护，不了解医院的规矩。老实说，多数的中国人至今还不配做病人！不配生病的人，一旦有了病，可就危险了！"

而今 90 年过去了，我们中国人的识字率当然已经远远高过当年，医学发展也在这 90 年间日新月异、突飞猛进，公众与医学之间的壁垒却依然存在。为了让彼时的中国民众更好地理解医学，胡适向当时的人推荐了《人与医学：西医文化史》，基于同样的目的，我也想在今天向大家推荐孙轶飞的这本《万物的尺度：人体运转的奥秘》。

随着人们对健康的日益重视，中美两国近几年的医学专业报考人数均有明显增加，对于中国的家长来说，如果希望自己的孩子未来走上医学道路，又苦于不知给孩子提供何种书籍作为医学启蒙，那么这本书就尤其适合了。

作为一名年轻的研究者，虽然孙轶飞的学术成就尚不能与西格里斯特博士比肩，但我总觉得他们二人之间存在某种遥远的相似性，比如说他们二人的作品都试图对医学的历史呈现完整的视野，又都在具体的专业方面体现出足够的深度，假以时日，凡铁也能百炼成钢，轶飞未必不能一飞冲天，在医学史研究领域也成为一颗熠熠生辉的明星。

当然，这一愿景也许仅仅是我的一厢情愿，轶飞的好奇心可不只局限在医学上面，他对各种有趣知识的渴求程度在同龄人中是罕见的。他不是那种"寻章摘句老雕虫"似的书蠹，据我所知，他的研究、他的写作，有相当一部分原因仅仅是他觉得好玩，可世界真的是太大了，谁知道他哪天又对别的领域忽然迸发出异乎寻常的热情呢？

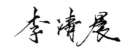

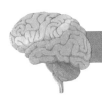

目 录

第 1 章

从神灵到神灵：从创世神话到中世纪

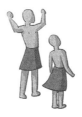

泥土：人类的神话起源

几百万年前的某个时刻，一些灵长类动物走出了森林。

这是一个没有被记录和纪念的时刻，却是个真实存在的时刻，更是整个人类历史上最激动人心的时刻之一。只不过，当这件事发生的时候，所有生灵都没有意识到，这个世界将发生怎样的改变。这些灵长类动物的后代会走遍世界的每个角落，甚至冲出地球的束缚、奔向无尽的星空，驱使他们的正是那无与伦比的好奇心。

在走出森林之后的漫长时间里，我们的祖先学会了直立行走，学会了使用火和工具，并掌握了制作衣服和房屋的技术。依靠着这些技术，祖先们走出非洲，几乎走遍全世界，并且凭借种种发明创造成为雄踞食物链顶端的物种。在此之后，人类逐渐建立起属于自己的文明，我们创造、建设这个世界，并思考它究竟为什么会是眼睛所看到的样子。

我们对这个世界产生思考的时候，视野极其开阔，世界上的任何事物都在我们关心的范围之内。但是和所有其他事物相比，我们最关心的自始至终只有一样，那就是自己。正是这个原因，从人类文明诞生之初，一个问题就长久地存在于人类的脑海中，那就是"我们究竟从何而来"。关于这个问题，全人类的思维方式保持了高度一致，各个地方、各个民族的人得出了非常相似的答案：**人类是神灵创造的**。

在中国古代神话里，女娲这位神灵有两个著名故事，也都是中国人耳熟能详的。其中一个是女娲炼五彩石补天，另一个则是女娲造人。女娲造人的故事虽然流传很广，但出现得并不算早，汉朝的《风俗通义》里才对其有了很简单的记载。

在天地被开辟之后，这个世界上并没有人类存在，于是女娲用黄土捏出人的形状，人类就这样诞生了。但就算女娲是神灵，也会感到疲劳，于是她采取了更简单的方法。女娲把绳子放进黄泥之中，让它蘸满泥浆，然后甩动这根绳子，这就甩出了大量的泥点，而这些泥点也纷纷变成了人。根据这样的传说，人也就分出了阶级：凡是女娲亲手捏出来的就是富贵的人，而从绳子上甩出来的就是那些贫贱的人。

在埃及神话里，人类同样是神灵创造的。埃及神话里的创世神叫作阿图姆（Atum），作为创世神，他的眼睛自然也有着不可思议的力量，为了照顾其他早期的神灵，阿图姆让自己的一只眼睛离开了身体，像保姆一样照顾其他神灵。很长时间之后，这颗眼睛完成了任务，终于可以回到阿图姆身边，却意外地发现阿图姆已经有了新的眼睛。这颗失去了居所的眼睛感到极度失落，于是流下伤心的泪水，而这些泪水滴落在地上便成了人类。能写下如此伤感的创世神话，或许古埃及人真的认为人世间充满了苦难吧。

在希腊神话里，神灵造人的故事发生了好几次。最初负责创造人类的是身为提坦（Titan）的厄庇米修斯（Epimetheus），但他是个后知后觉的家伙，在创造人类之前先创造了各种动物，并且把各种美好的品质都给予了动物，当他准备创造人类的时候，已经不知道如何进行下去了。

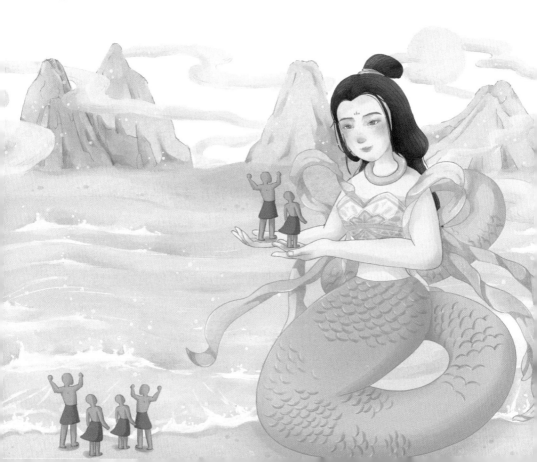

于是，他的哥哥普罗米修斯（Prometheus）接手了这项工作，他灵机一动，把最重要的东西送给了人类，那就是神灵的形象。之后，普罗米修斯按照神灵的样貌，用泥土和水捏成了人类。为了让人类生活得更幸福快乐，普罗米修斯还从太阳神那里偷取了火种，从此人类才能把食物烧熟，而且随时随地可以生火取暖。只不过，神灵对远古时代的人类经常不满，于是频频将人类从世界上彻底抹掉。其中有一次，天神宙斯（Zeus）引来一场洪水，将人类彻底消灭掉了。

普罗米修斯具有预言能力，因此在宙斯降下洪水之前，他就已经给自己的儿子安排好了后路。他让自己的儿子杜卡里翁（Deucalion）造了一条巨大的船，避开了毁灭一切的洪水，杜卡里翁还带上了自己的妻子皮拉（Pyrrha）。就这样，这对夫妻顺利地活了下来。洪水退去之后，杜卡里翁环顾荒芜苍凉的大地，不由得悲从中来，他是多么希望自己的父亲普罗米修斯把创造人类的能力教给他啊！

悲伤的杜卡里翁夫妇绝望地向神灵祈求，而神灵给了他们回应。一个声音告诉他俩："从我的圣坛离开，蒙着你们的头，解开你们身上的衣服，把你们母亲的骸骨掷到你们的后面。"这道神谕让皮拉惊恐万分，这对自己的母亲实在太不尊敬了。但杜卡里翁很快想到，神谕里说的是大地母亲，而地上的石头和土块就是她的骸骨，于是杜卡里翁和皮拉不停地捡起地上的石头和土块，从肩头扔到自己的身后，这些东西落在地上就变成了人类。就这样，人类再一次出现在了大地上。

希伯来人是犹太人的祖先，在他们的神话里，上帝花费了六天时间创造了世间万物，并且在第六天创造了人类，还让人类掌管整个世界。上帝创造出来的第一个人是亚当（Adam），为了给亚当一个家，上帝又创造了伊甸园（The Garden of Eden）。但是这个世界上只有亚当一个人，他自然会感到很寂寞。于是上帝在亚当熟睡的时候，抽取了亚当的一根肋骨创造了夏娃（Eve），夏娃就成了这个世界上第一个女性。

亚当和夏娃快乐地生活在伊甸园里，此时的他们没有任何道德观念，自然不会觉得不穿衣服有什么不对。但是后来，一条毒蛇欺骗了这对夫妻，骗他们吃下了一棵神奇的树上的果实，吃掉果实后的亚当夏娃夫妇明白了什么是道德和善恶，他们开始觉得赤身裸体是件羞耻的事情。更重要的是，上帝并不允许他们吃这些果实，他们这么做违背了上帝的命令，于是被驱逐出伊甸园。

在此之后，亚当和夏娃只能在伊甸园以外的世界四处游荡，并且生育了该隐（Cain）和亚伯（Abel），人类就这样开始逐渐生息繁衍，直到我们今天所生活的时代，人类已经成为这个世界的主角。按照这个神话，既然上帝从亚当身上抽取了一根肋骨，那么男人理所当然比女人少一根肋骨，这个问题在之后的许多年里都一直困扰着解剖学家。因为希伯来人的神话后来演变成为基督教的《圣经》，在欧洲漫长的中世纪里，基督教统治了欧洲人的精神世界，《圣经》的内容统统是不可辩驳的真理，当解剖学家发现人类的肋骨数量和《圣经》里记载的不同，自然会产生严重的困惑。

虽然古代的人类分散在这个世界的各个角落，但是他们的思维方式非常相似。尽管这些创造人类的神话故事中的细节各不相同，但各个民族对于"神灵创造人类"这个观念却异乎寻常地一致，而且通常来说，神灵们都是按照自己的样子创造了人类。所以，在古人心中，人类是神灵的宠儿，在自然界拥有与众不同的地位。

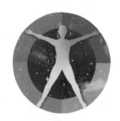

四元素：聚散之间构成世界

查尔斯·达尔文（Charles Darwin，1809—1882）提出的进化论告诉我们，所有生物都经过了漫长的演化过程，才变成今天的样子。每一种生物都在不断适应环境，才能让自己的基因顺利地传递下去，没有任何一种生物存在的目的是无私地服务于其他生物。正因为如此，我们很容易想到，人类在自然界中并不特殊。和其他所有生物一样，我们的身体结构也遵循进化的规律，是在漫长的时间里逐渐形成今天这副样子的。我们仅仅是生态系统中的一分子。

2000 多年前的古希腊哲学家虽然充满智慧，却缺少相应的科学观念。在他们眼里，人是天地之间一种非常独特的存在，和其他动物有着本质区别。毕竟，人类拥有其他生物所没有的灵魂。

古希腊哲学家认为，正是因为人受到了世界的钟爱，因此人体的结构非常独特，是和整个世界相协调统一的。简单地说，世界是个"大宇宙"，而人体是个"小宇宙"。在这种认识的基础上，古希腊哲学家在解释这个世界的运行规则时，往往会用人体对其进行描述。同样，哲学家在认识人体的时候，也会套用他们所认为的世界运行的规律。

古希腊哲学家普罗塔格拉（Protagoras，约前 490 或前 480—前 420 或前 410）说出了这样一句名言，准确地描述了那个时代的人对于人体和世界的理解：**人是万物的尺度**。换句话说，古希腊人对于人体的理解和他们对于世界的理解是统一的。事实上，这个观点放在任何一个时代都是适用的，**不管是哪个时代的人，他们对于人体的看法都是基于对世界的看法，也和自己所处时代的科学技术水平直接相关。**

想要了解古希腊人对于人体的观念的由来，我们就要从古希腊的哲学说起。2000 多年前，古希腊人建立了辉煌的文明，这个文明之中孕育了诸多伟大的哲学家和哲学学派。古希腊最早的哲学学派叫作米利都学派，这个学派的哲学家提出了那个困扰人类至今的问题：世界的本质是什么？**米利都学派的哲学家认为，这个世界虽然充满无数奇妙的变化，但是其本质都是由某一种元素构成的，**我们看到的万事万物都是这种元素所呈现出来的不同形态，人体当然也不例外。

这些哲学家显然还没有掌握足够的科学方法对这个问题进行研究，所以只能通过理性思考，认定世界的本质应该是什么样子。这样的方式在今天的我们看来略显武断，在那个时代里却是了不起的突破。因为这个逻辑之中，没有给神灵留下位置，也就是说从这个时代开始，哲学家已经抛弃了"神灵创造并影响这个世界"的观念，开始用理性的目光看待整个世界，这也正是他们最伟大的贡献。

泰勒斯（Thales，约前624—约前547）是米利都学派最著名的哲学家，也被认为是古希腊的第一位哲学家。从他开始，哲学家对这个世界的思考就再也没有停下自己的脚步。但尽管都是用理性思辨的方法认识世界，这些哲学家得出的结论却不一定一样，比如著名的毕达哥拉斯学派就认为世界真正的秘密被隐藏在**数字**之中。关于开创这个学派的哲学家毕达哥拉斯（Pythagoras，前580至前570之间—约前500），我们并不陌生，因为他的名字和我们熟知的一个数学定理密切相关。在中国数学史上，"勾股定理"大名鼎鼎，而它在西方世界的名字便是"毕达哥拉斯定理"。传说毕达哥拉斯发现这个定理之后，宰了一百头牛来庆祝，因此这个定理又被称作"百牛定理"。

毕达哥拉斯认为，数学是世界上最重要的科学，整个世界的一切事物都可以被数学解释和阐明，也就是说，学习数学是人类通向这个世界终极秘密的必经之路。而且在众多数字之中，"4"更是受到了毕达哥拉斯的钟爱，显得极其特殊且重要。因为在人类发明的众多计数系统之中，十进制的传播和应用都是最广泛的，而毕达哥拉斯发现1+2+3+4=10，按照这样的逻辑，"4"在十进制体系中有很特殊的地位，于是它就成了毕达哥拉斯眼中最神圣的数字，世界的一切秘密都隐藏在这个数字之中。

受毕达哥拉斯学派的影响，在此之后出现了另一位重要的哲学家，他的名字是恩培多克勒（Empedocles，约前495—约前435），他认为这个世界是由**四种元素**构成的。这个观点解释了一个极其重要的分歧，因为有些哲学家认为世界是恒常不变的，而另一些哲学家认为世界在一刻不停地变化，这两种观点看起来绝对不能相互妥协，但是四元素理论极其巧妙地将两者融合到了一起。

在恩培多克勒看来，整个世界是由"气、火、水、土"四种元素构成的。这四种元素本身是不会发生改变的，这就和"世界恒常不变"的观点相契合了。同时，世间的万事万物都由这四种元素构成，在构成每个不同物体的时候，四种元素的数量和比例都不一样，因此在旧事物被破坏或者产生新事物的时候，

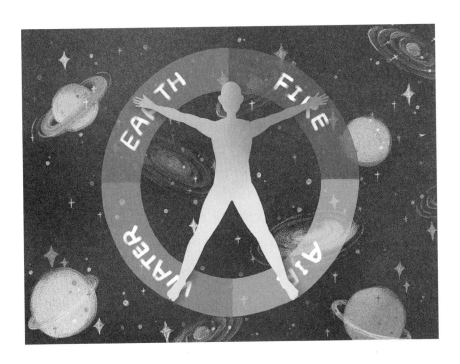

元素的聚散形式也就发生了变化，这就和"世界不停改变"的观点相契合。

这四种元素从世界诞生之初就存在，元素本身也不会发生任何变化，它们彼此之间相互制约，共同构成了万事万物，人体自然也不例外。于是人体之中各种结构的不同也就得到了合理的解释，正是因为四种元素以不同数量和不同比例相组合，才使得人体有了多种多样的结构。

同时，影响这四种元素的有内、外两种力量。人体内在的力量是协调的，能使元素统一一致，进而形成完整的人体，而外界的力量则是不协调的，会促使元素分离。在这两种力量的相互影响之下，人体就和世界一样处在平衡之中。当然，人只有在健康的时候才处于这样的平衡当中，而当各个元素之间不能达到平衡时，人也就罹患疾病了。

四元素理论是如此的深入人心，以至于影响了一代又一代希腊哲学家，比如我们所熟知的柏拉图（Plato，前427—前347），同样深受毕达哥拉斯学派的影响。柏拉图的名著《蒂迈欧篇》里，就详细记载了关于四种元素如何构成人体，以及人体如何运行的知识。

例如，对于感觉是如何产生的，柏拉图进行了这样的描述：灵魂就像一条不受控制的大河，它在人的躯体之内四处冲撞，而这样的运动就为身体的运行提供了营养。同时，人的身体会和外界产生接触，遇到刺激的火、坚硬的土、流动的水和急行的气，这个过程中所产生的刺激就会传进身体、传入灵魂，进而带来更大的刺激，这就是感觉。

　　简而言之，古希腊哲学家认为人体和整个世界相互协调统一，世界是由四种元素构成的，人体既然是这个世界的一部分，当然也由这四种元素构成。至于人体的运行，完全是体内和体外元素相互作用的结果。更重要的是，这种观念深深地影响了古希腊时代最伟大的医生希波克拉底（Hippocrates，约前 460—前 377）。

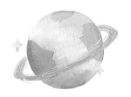

四体液：平衡即健康

　　在毕达哥拉斯学派的影响之下，"数字具有神圣力量"这个观点被广泛传播，特别是恩培多克勒提出了四元素学说，这一思想直接影响了希波克拉底。希波克拉底被西方医学界尊称为"医圣"，他和他创立的学派形成了极其深远的影响，因此他所创立的理论也就成了权威理论，直到今天我们还能看到这个理论的影子，这便是四体液理论。

　　在讲述这个理论之前，我们先认识一下希波克拉底其人。希波克拉底生活的年代大致和哲学家苏格拉底（Socrates，前 469—前 399）相当，而后者正是柏拉图的老师。苏格拉底的作风和孔子有些相似，一生述而不作，并没有留下亲笔撰写的作品，

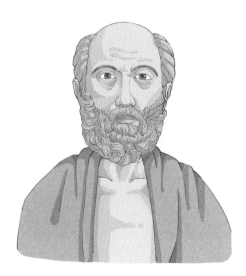

▲ 希波克拉底

后世人想要了解他的思想，只能通过柏拉图作品中的记载。有趣的是，柏拉图的作品之中也有对于希波克拉底的描述，特别是《普罗塔格拉篇》和《斐多篇》。

尽管柏拉图留下了关于希波克拉底的记载，但是这些记载远远称不上详尽，因此今天对于希波克拉底的介绍仍充满传奇色彩。我们只能大致知道，公元前460年或459年，希波克拉底出生在希腊的科斯岛，并在行医生涯中度过了漫长的一生，至于他去世时的年龄，却没有明确的结论。他留下了著名的《希波克拉底文集》，但是其中很多文章却不是出自他的手笔，而是他的追随者伪托他的名声完成的。

除了在医学专业领域的作品，他还留下了著名的《希波克拉底誓言》，尽管誓言是否由他本人书写也需要存疑，但这不妨碍它成为千百年来西方医学界的道德规范。今天的医学生入学时宣读的《医学生誓言》，也是脱胎于这个誓言。《希波克拉底誓言》中，明确提出了医疗行业的三点规范：一、禁止医生做堕胎手术；二、禁止进行伤害患者的事；三、要保守职业秘密。

和他的文集和誓言同样重要的，就是希波克拉底的医学理论。毫无疑问，希波克拉底深受毕达哥拉斯学派的影响，他也坚信人体是由四种元素构成的，而"水、火、土、气"四种元素也对应着"冷、热、干、湿"四种性质，同时人体的每个部分也有其各自的特性。从这部分内容看，希波克拉底几乎与恩培多克勒的思想如出一辙，只不过在这个基础上更进一步，提出了四体液理论。

希波克拉底认为，人体之中存在四种体液，当这些体液处在平衡状态时，人体就是健康的。反之，人就会被疾病困扰。这四种体液分别是**血液、黏液、黄胆汁**和**黑胆汁**，而今天的心理学中，还会讲到人的气质分为四种类型，分别是**多血质、黏液质、胆汁质**和**抑郁质**，这四种气质类型和四体液存在一一对应关系。

当然，医学和科学都在不断进步，古希腊时代的医学理论在现在看来当然已经过时了，但这并不是说关于四种气质的划分也是过时的。因为近现代的心理学家经过严格的实验之后证实，四种气质的划分是具备科学性的，因此这部分知识才被保留到了现代心理学之中。

四体液理论有着顽强的生命力，对医学和文化的影响长达2000年。哪怕是在近现代社会中，该理论的身影也若隐若现，这一点我们可以在文学作品中看到一些端倪。在《福尔摩斯探案集》的《血字的研究》一篇中，福尔摩斯根据案发现场的线索，推测出凶手在杀人之后因情绪激动而流了鼻血，并且用手指蘸血在墙上留下了迷惑警察的线索。福尔摩斯据此推断，凶手一定是个多血质的人，这样的人很有可能是红脸膛儿，于是他大胆地让警察去查找脸色发红的嫌疑人。

这部作品的作者柯南道尔（Conan Doyle，1859—1930）在19世纪曾是爱丁堡大学的一名医学生。从他娴熟地把四体液理论写进小说这件事可以看出，在柯南道尔求学期间，四体液理论仍是医学生需要学习的课程，直到19世纪依然在医学教育中占有一席之地。

特别需要注意的是，尽管古希腊医生认为人体之中有四种体液，但是在评估这些体液的作用时，却始终将其置于全身的场景下思考：他们在面对体液时，着重考量它们在全身分布的情况。简单地说，古希腊人看待人体的方式是将其视作一个整体，如果身体之中的血液出现了失衡，那么并不是某一部位的问题，而是全身相互影响的结果。假设一个人左脚的血液流到了右脚，那么左脚就会出现缺血性疾病，而右脚则会发生多血性疾病。

简而言之，人体是一个和谐的整体，而宇宙也是一个和谐的整体，人体和宇宙之间存在对应关系，"4"这个数字就是将人体和整个世界联系在一起的关键。而这就引出了我们另一个思考：既然希波克拉底学派的医生将人体看作一个整体，那么还有必要了解人体的具体结构吗？换句话说，还有必要研究解剖学吗？没必要。希波克拉底学派虽然强调实际观察，但是观察的重点是患者的病情，而对于和病情有关的解剖学和生理学知识并没有什么深入了解。

只不过我们还想追问一句：这个学派的医生有没有进行解剖学研究呢？有。但是他们几乎只对动物进行解剖，并且用动物身体的结构来推测人体的结构。这样的研究方法显然不够精确，所以他们所掌握的解剖学知识也十分粗浅。或许是因为骨骼更容易被分离出来，而且和其他类型的组织差别较大，因此对于骨骼的描述往往较为准确。但除此以外的解剖学知识就不尽如人意了，古希腊医生甚至分不清血管、神经和肌腱的区别，毕竟他们还完全不知道这些结构究竟有什么作用。

至此，我们已经可以很清楚地知道古希腊人对于人体的认识。首先，人体和整个世界相和谐；其次，人体和宇宙一样，都是由四种元素以不同的数量和比例构成的；再次，人体是个内部协调一致的整体，其中存在四种体液，当体液平衡时人是健康的，而当体液失衡时人便会被疾病困扰。在这样的观念之下，神灵已经没有了容身之所，但这样的观念也不会促进解剖学的发展。

不难想到，如果解剖学有了长足发展，人们能够了解人体的真正结构，那么四体液理论也将完成它的历史使命。而这样的机会很快就到来了。

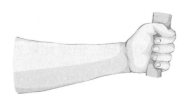

解剖：直观认识人体

古希腊并不是一个统一的国家，也没有首都，希腊地区存在大大小小的城邦国家，斯巴达和雅典就是其中最著名、最强大的两个，其中雅典的文明更为先进发达。当我们提起古希腊的辉煌时，往往指的是雅典的成就。而提到雅典的时候，我们首先想到的就是宏伟的帕提侬神庙，以及雅典城最著名的执政官，也是帕提侬神庙的修建者伯里克利（Periclēs，约前495—前429），毕竟它和他都曾经出现在中学历史课本上。这一庙一人正是雅典黄金时代的象征。

当伯里克利修建帕提侬神庙的时候，苏格拉底和希波克拉底也生活在雅典城，他们共同享受着雅典最荣耀的时代。遗憾的是，正在雅典文明达到巅峰的时候，它和斯巴达之间爆发了伯罗奔尼撒战争。更不幸的是，在战争爆发期间雅典遭遇了一场可怕的瘟疫，这两者一起导致了雅典文明的衰落。也正是在帕提侬神庙建好不久后，雅典就结束了自己的黄金时代，希腊诸国也纷纷不复往日的辉煌。

但是衰落之中总会孕育出繁荣的种子，当其他希腊城邦国家日渐衰落的时候，被视作野蛮落后的马其顿王国崛起了。国王腓力二世（Philip II，前382—前336）不仅给自己的儿子亚历山大留下了一支强大的军队，还为他请到了那个时代最好的老师，这位老师就是腓力二世的幼时好友、柏拉图的学生、古希腊哲学的集大成者亚里士多德（Aristotle，前 384—前 322）。就这样，伟大的哲学家成了伟大的军事天才的老师，他俩大概是西方历史上最著名的一对师徒了。

亚历山大是整个人类历史上不世出的军事天才，先是靠武力震慑了希腊全境，进而击败了埃及、波斯和印度，建立了一个地跨欧亚非三大洲的庞大帝国，因为这份功业，他被尊称为亚历山大大帝（Alexander the Great，前 356—前 323）。更重要的是，他在埃及的尼罗河入海口建立了一座城市，并以自己的名字为其命名。正在亚历山大踌躇满志的时候，他不幸患疟疾去世了，他建立的帝国也分崩离析，成为三个国家。在此之后，亚历山大的帝国虽然灭亡了，但是它的昙花一现使希腊文明在西方广为传播，这个过程持续了大约三百年，被称作**希腊化时代**。

亚历山大手下的将领托勒密一世（Ptolemy I，前 367—前 283）在埃及建立了托勒密王朝，而亚历山大这座城市在托勒密王朝统治时期得到了力度极大的资助，这里建设起了图书馆和学校，在整个希腊化时代都是科学和文明的中心。也正是在这里，一些热衷于追求世界真相的人迈出了关键性的一步，那就是人体解剖研究，允许人体解剖是西方世界非常难得的突破，科学家们终于开始亲自动手了解人体的结构了。

希腊化时代的亚历山大出现了两位重要的解剖学家，第一位叫作希罗菲卢斯（Herophilus，前 335—前 255）。在他的努力之下，人体之中的很多结构逐渐显露了出来，他让人们第一次知道了区分血管和神经，也知道了神经负责掌控我们身体的运动，这些知识在那个时代都是了不起的发现。

　　而希罗菲卢斯最著名的发现就是十二指肠了，这是小肠的一部分。小肠可以分为三段，除了十二指肠，还有空肠和回肠两个部分。每一个医学生在学习解剖学的时候都会被老师告知，"十二指肠"这个名称的由来是因为其长度和十二根手指头并排在一起的宽度大致相当。只不过很少有人知道，最初命名的时候是用谁的手测量了这个器官，现在我们知道这个人就是希罗菲卢斯。

　　这一段并不长的肠管形状很像字母 C，这个独特的形状赋予了十二指肠极其重要的防止反流的功能，正是因为强大的防反流功能，十二指肠在功能上将整个消化道分为了上消化道和

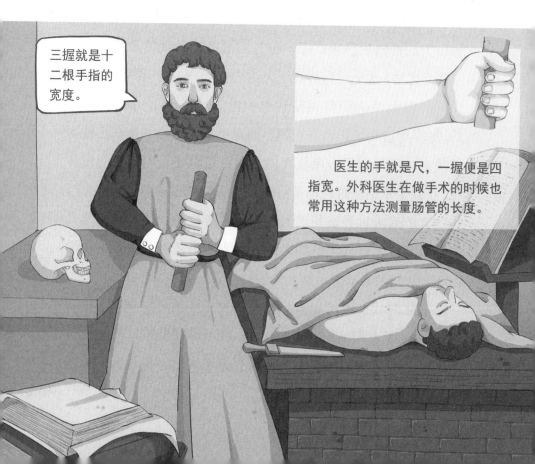

三握就是十二根手指的宽度。

医生的手就是尺，一握便是四指宽。外科医生在做手术的时候也常用这种方法测量肠管的长度。

下消化道。十二指肠被隐藏在腹腔的深处，它的上端连接胃的下端，也就是幽门，而它的下端和空肠相连接。对于整个小肠来说，十二指肠的管径最粗、长度最短、最为固定，最重要的是，它的位置最深。

希波克拉底学派的医生虽然要对患者进行密切观察，但是因为他们不能进行人体解剖研究，所以对于人体的观察所能得到的信息十分有限，显然无法观察到十二指肠这样在腹腔深处的器官。而希罗菲卢斯对小肠的形状和长度都进行了非常详尽的描述，这也足以说明他确实真正打开了人体，看到了人体深处的结构。

在希罗菲卢斯之后，亚历山大又出现了一位重要的解剖学家，叫作埃拉西斯特拉图斯（Erasistratus，前304—前250）。这位解剖学家已经开始明确地反对四体液理论，他认为疾病的发生和人体结构直接相关，也就是说，他已经不再满足于简单地将人体看作一个整体，而是要在人体的具体部位寻找疾病的原因。这在当时绝对是颠覆性的理念，毕竟他挑战了"医圣"希波克拉底的权威理论。

更重要的是，埃拉西斯特拉图斯不仅仅研究了人体的结构，而且在研究结构的基础上试图讨论器官的功能。我们可以简单地这样理解，了解人体结构是解剖学的研究范畴，而研究功能是生理学的范畴，如此说来，埃拉西斯特拉图斯可以算是生理学的创始人了。

很容易看到，希腊化时代的医生对于人体的认识已经有了长足进步，他们开始试图打破希波克拉底学派建立的整体观，一个接一个地研究人体的结构，不但研究结构而且研究功能。如果沿着这个方向继续发展，代表整体观念的四体液理论将会被更先进、更正确的理论取代。但遗憾的是，希腊化时期的解剖学进展只能算是昙花一现，很快就再度归于沉寂，对于人体的认识再次回到四体液理论的老路上。

希罗菲卢斯和埃拉西斯特拉图斯试图将医学引入新的方向，但是在那个时代的理念里，进行人体解剖还是过于激进的研究方法，并不能被大部分人所理解和接受，因此解剖学只能停滞不前。而这两位名医的学生们抛弃了自己老师最重要的探索精神，他们把全部精力都投入到对前人典籍的研究和注释工作上，对于人体的认识就这样一头钻进了教条主义的死胡同。

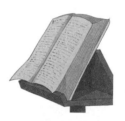

盖仑：坚持四体液理论的权威

在我们一般的概念里，古罗马在时间上衔接在古希腊文明之后，然而事实并非如此。古罗马建立的时期和古希腊相差并不多，只不过古希腊文明达到巅峰的时间更早而已。而亚历山大大帝傲视四方的时候，选择了向东扩张，于是没有和已经颇具实力的罗马人直接产生冲突。也就是说，所谓的希腊化时期其实也正是罗马蒸蒸日上的时代，希腊文明能够产生如此深远的影响，和罗马人的传播是密不可分的。

古罗马可以大致分成四个时期，分别是**王政时期、共和时期、帝国时期**和**东罗马帝国时期**。特别是在共和时期和帝国时期，罗马占领了整个地中海以及周边地区，以至于罗马人亲切地将地中海称为"我们的海"。只不过，罗马人虽然在战场上屡战屡胜，在创造力方面却似乎不如希腊人，罗马并没有像希腊一样涌现出在思想方面汪洋恣肆的思想家。然而这也未必是坏事，毕竟罗马人拥有无比开放、包容的心态，他们对希腊文明进行了全面学习，这对于希腊文明的保留和传播意义无比重大。

起初，罗马人对希腊医生存有很深的戒心，很多罗马贵族坚决抵制希腊的医生和医学。然而罗马人原本的医学仍停留在神灵时代，对于疾病的治疗方法充满了迷信色彩，效果自然不尽如人意，而希腊医生的医术高超，很快就用自己所能带来的疗效满足了罗马人对于医学的需要。于是罗马人接纳了希腊医生，并且给了他们罗马公民权，古希腊对于人体的认识就这样被刻进了罗马文化之中。

就这样，罗马人接受了希腊哲学家和医生的观点，认为人体是个和谐的整体，而且和整个世界相协调。有趣的是，这个观点不仅在医学领域得到承认，甚至在建筑著作中被忠实地记录了下来。原因很简单，当时的建筑师认为人体和宇宙协调统一，而建筑也应该和宇宙协调统一，于是用人体比例设计建筑就变成了理所当然的事情。事实上，希腊人雕刻的那些华丽的石柱已经体现了这个思想，只不过在罗马时代才被完善、系统地记录了下来。

在罗马帝国初期，一位伟大的建筑师登上了历史舞台，他就是维特鲁威（Vitruvius，前 1 世纪）。当时罗马城正在大兴土木，维特鲁威在最合适的时机向奥古斯都皇帝献上了自己的作品《建筑十书》。这本书是西方建筑史的开山之作，甚至可以说在之后的 2000 年里，西方建筑史都是对这部作品的修订和补充，而书中详细记载了古希腊、古罗马时代，人们关于建筑和人体的认识。

石柱是古希腊、古罗马建筑非常重要的组成部分，而这些石柱的比例就源自人体的比例。多立克柱被称作男人柱，正是因为这种石柱高度和直径的比例与男人身高和脚长的比例一样。而爱奥尼亚柱被称作女人柱，是因为它的比例和女性身体的比例保持一致。最为华丽的科林斯柱则被称作少女柱，它的柱身比例相较于爱奥尼亚柱更为纤细，柱头有着更好看的装饰。不难看出，每个学科都不是孤立的，它们都建立在那个时代里人们对于世界的整体认识的基础上。

罗马帝国曾经连续出现五位贤明的皇帝，被称作"五贤帝"。也正是在五贤帝时期，罗马影响力最大的医生，甚至可以说是整个西方医学史上影响力最大的医生登场了，他的名字是克劳迪亚斯·盖仑（Claudius Galen，约 129—200）。盖仑虽然生活在罗马帝国，但他的家乡是帕加蒙，是属于希腊的一个地区，盖仑深受古希腊文化的影响是不言而喻的，而他也因此被称为"帕加蒙的盖仑"。

在盖仑的青年时代，他不遗余力地学习所有的医学知识，并最终成了一代名医。更重要的是，盖仑有着无与伦比的自信，立志要成为一代大师，成为一个里程碑式的人物。为了实现这个目标，他勤勤恳恳地写下了 400 多本书，把自己的一言一行全都记录下来，并且希望这些书可以永远成为后世医学家的教材。

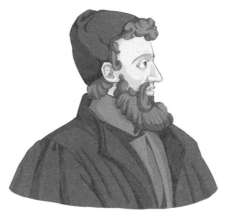

▲ 盖仑

为了让后世学者知道阅读这些书的顺序，盖仑甚至体贴地专门写了一本书，告诉年轻医生应该怎样学习自己的著作。

希波克拉底尽管声名远播，但依然保持了适当的谦逊，他的文集记载了很多失败的治疗病例，以期让后人吸取教训。但是盖仑的著作之中，却只有他从成功走向成功的经验，那些失败的案例被悄悄扫进了历史的垃圾堆，于是人们只能看到盖仑近乎神迹的行医过程，而他完美的形象也最适合被当作理想化的权威树立起来。最终，盖仑成功地实现了自己的梦想，任何人对他的怀疑和挑战都被视为不敬。

不得不说，盖仑是个非常有实证精神的人，他也进行了大量的解剖学研究，但是他和希波克拉底时代的古希腊医生一样，几乎所有的解剖研究都是在动物身上进行的，并且把这些知识套用在人体上。而对于人体的基本认识，盖仑完全继承并发展了四体液理论，将人体看作一个整体。"发展"二字绝非虚言，希波克拉底虽然提出了四体液理论的雏形，但真正把这套理论完整论述并记录下来的，却是这位罗马的盖仑医生。事实上，正是在盖仑的影响之下，四体液理论才得以成形，希波克拉底才能拥有如此崇高的地位。

值得我们深入思考的是，为什么在之后的一千年时间里，盖仑都是医学和生物学领域不可跨越的高山？很重要的原因是，盖仑认为所有的事物都有其各自的目的，按照自然的指引完成其功能。人体器官也是如此，其结构和功能都是为了实现它应该有的目的，而所有的器官也都是为了实现整体的目的而相互结合，最终构成了和谐的人体。

简单地说，盖仑建立了一个非常明确的逻辑结构，**从"原因"到"目的"之间存在非常明确的关系**。这样的观点很容易和宗教的思想结合到一起，在中世纪，基督教占据了欧洲人的精神世界，盖仑对于人体的认识便毫无滞涩地和宗教思想结合在一起，成了不可撼动的权威理论。

在罗马帝国晚期，这个曾经盛极一时的庞大国家一分为二，成为西罗马帝国和东罗马帝国。公元 476 年，西罗马帝国灭亡，欧洲历史进入漫长的中世纪。在这大约一千年的时间里，对于人体的认识不但没有新进展，反而出现了退步。古希腊、古罗马时代基于哲学思想形成对人体的整体观念，摆脱了神灵的影响，而在中世纪，神灵的影响再次回归。

第2章

逐渐深入的年代：重启解剖学直至认识器官

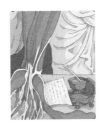

维萨里：解剖学的重生

在中世纪漫长的一千年时间里，医学界对于人体的认识停滞不前，完全丧失了古典时期活泼的学术氛围。但幸运的是，中世纪出现了大学这种教育机构，解剖学尽管受到了种种打压，但是在大学之中依然得到了缓慢却持久的发展。更幸运的是，度过这段时期之后，欧洲迎来了文艺复兴时期，这个时期的欧洲科学家重现了古典时期的热情，他们终于找到了认识人体结构的正确方向，那就是打开真正的人体，亲眼看看其中是怎样一番景象。

文艺复兴时期最伟大的解剖学家是安德烈·维萨里（Andreas

Vesalius，1514—1564），按照今天的地理划分，维萨里是个比利时人，尽管在他活着的时候还没有比利时这个国家。当时，荷兰、比利时和卢森堡被称为低地国家，处在神圣罗马帝国的统治之下。维萨里出生在一个医生世家，这个家族世代为神圣罗马帝国王室服务，继承家族事业自然是维萨里的责任。他先是在鲁汶大学进行了基础学科的学习，熟练掌握了多种语言，之后到巴黎继续学习医学。

维萨里在巴黎遇到了解剖学家雅各布斯·西尔维乌斯（Jacobus Sylvius，1478—1555）。当时盖仑的知识已经经过了一千年的传承，很多解剖学名词在传承之中变得混乱不堪，同一个器官或结构会有若干种古怪的名称，而西尔维乌斯对这些名字进行了统一，这是一项极有价值的工作。但是西尔维乌斯是位坚定的"盖仑主义者"，他坚信盖仑的著作里已经囊括了医学的一切知识和秘密，根本不需要进行实际的人体解剖操作。因此，当维萨里这位年轻的学生跃跃欲试的时候，西尔维乌斯总是会予以制止。

好在维萨里又遇到了另外一位老师约翰·温特（Johann Winter，1505—1574），这位老师和西尔维乌斯一样，也只是习惯坐在高高的讲台上，宣读一下盖仑的作品。但和西尔维乌斯不同的是，温特起码会对学生的学习热情表示支持和鼓励。在上解剖课的时候，维萨里请求亲自进行操作，温特略作犹豫就答应了。这一试不要紧，维萨里精湛的技术明显比温特老师的助手高明很多，于是温特很快把这项工作完全委托给了维萨里。

除此以外，温特还出版了一本关于解剖学的著作，虽然内容不多，但是这给维萨里提供了一个参与解剖学教材编写的机会。这项工作结束后，温特给予维萨里非常高的评价，说他不但精通希腊文和拉丁文，而且在解剖学方面非常精通。可以说维萨里确实极具天分，他对于人体的认识已经超过了当时很多著名的教授。

只不过，维萨里对于自己老师解剖学水平的评价似乎并不高，他说除了在餐桌上手持餐刀的时候，他没在其他任何场合看见温特老师拿起过刀具。事实上，维萨里的描述充分说明了当时解剖学研究的真实情况，那些教授其实仅仅是在盖仑的书里寻找知识，从来不会亲手进行操作。

在当时的医生看来，接受高等教育的医生才是真正的医生，他们不屑于弄脏自己的双手。而进行实际操作的医生，也就是外科医生只是地位低下的手艺人，绝对无法进入学者的行列。正因为如此，维萨里的所作所为才显得特立独行，因为他是接受了高等教学的学者，却又肯弄脏双手，亲自进行解剖学研究。

维萨里在巴黎享受了一段美好的求学经历，但是好景不长，因为爆发战争的缘故，维萨里只能回到自己的母校鲁汶大学，毕竟他的家族和王室关系非常密切，因此鲁汶大学对于他的解剖学研究非常支持。但这所大学的医学教育水平毕竟算不上一流，为了能更好地进行自己的研究，维萨里决定再次背井离乡，去往威尼斯共和国的帕多瓦大学。

优秀的大学会吸引来众多的外国留学生，这些留学生在此地学习、生活当然少不了消费，而这对大学所在的城市和地区的经济非常重要。在之前的上千年里，威尼斯因为地处亚欧大

陆的贸易要道，依靠贸易积累了大量财富，可是自从 1492 年哥
伦布发现新大陆之后，欧洲进入大航海时代，传统的商业路线
受到巨大的挑战，威尼斯共和国地理位置的重要性也大打折扣，
这个国家迫切需要发掘新的经济增长点。于是，威尼斯共和国

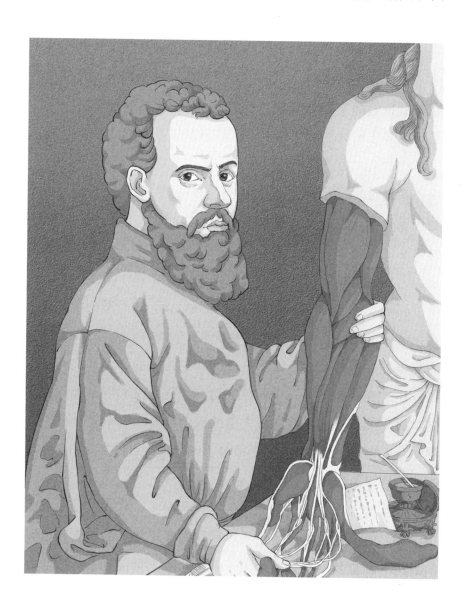

极力支持帕多瓦大学，这所大学因此得到了蓬勃发展，特别是它的医学专业。

当解剖学家在这里研究解剖的时候，当地法官甚至提供这样一项便利条件：他会在解剖学家需要尸体的时候对死刑犯执行死刑。这种支持力度可不是每所大学都可以获得的，维萨里得到了亲手解剖尸体的机会，并且用超越常人的观察力记录下了自己看到的一切。在这样一个优越的环境之中，维萨里的解剖经验得到了极快的积累，毕业之后，他留在帕多瓦大学担任解剖学教师，这就能让他继续从事解剖学研究了。

事实上，维萨里在接受医学教育的过程中深入学习了盖仑的作品，一开始他对于盖仑也充满崇敬之情。和当时所有的医生一样，他进行解剖学研究也是为了和盖仑的知识相对照，或者说是为了证明盖仑的正确性。但是随着研究越来越深入，维萨里发现盖仑的著作中存在不少错误，一个现实的问题摆在他的面前：是应该相信亲眼所见的事实，还是坚定地相信书本上的记载？最终维萨里决定相信自己的眼睛，把看到的一切真实地记录下来。

更妙的是，文艺复兴在意大利的发展传承主要在三个城市，分别是佛罗伦萨、罗马和威尼斯。维萨里在威尼斯研究解剖学时，正是文艺复兴在威尼斯最繁荣的时期，大画家提香（Tiziano，约 1489—1576）此时正生活在威尼斯，而他在艺术上的成就足以和达·芬奇（Leonardo da Vinci，1452—1519）、米开朗琪罗（Michelangelo，1475—1564）、拉斐尔（Raffaello，1483—1520）这三位被称作"文艺复兴美术三杰"的艺术家相提并论。

　　出色的解剖学家亲眼观察人体，而优秀的画家则可以将其如实记录下来，正如米开朗琪罗的朋友、西方第一位艺术史学者乔尔乔·瓦萨里（Giorgio Vasari，1511—1574）的理论所阐述的那样，文艺复兴时期的艺术家积极地模仿大自然，尽可能真实地记录下自然的样貌，而这样的追求也对解剖学产生了积极的促进作用。

　　维萨里正是和提香的学生史蒂芬·冯·卡尔卡（Jan Steven van Calcar，约1499—1546）合作，创作出不朽的巨著《人体的构造》，这是历史上第一部完备、系统的解剖学教材。可以说从那时到现在的大约500年时间里，解剖学教材的发展史就是对这部著作不断完善的历史。在这部书中，维萨里已经开始把人体按照系统划分，所谓"系统"，是由若干个具有相同功能的器官构成，它们相互协作，共同完成某种特定的生理功能。

　　也就是说，器官构成了系统，只有在深入了解器官的情况下，才能对系统的功能进行正确的认识。事实上，古典时期的医学家虽然极少进行人体解剖，通常只是在动物身上研究解剖学，但是这也让他们掌握了不少解剖学知识。从古典时期到中世纪的漫长时间里，医学教材中已经隐约有了"系统"的概念，但当时"人体是整体"的观念毕竟占据主流，因此这些对于系统的认识也只是形成了模糊的雏形，还远远算不上成熟。

　　对于维萨里来说，他也只不过认识了人体各个器官的结构，对功能的了解还处于起步阶段，当然不可能正确、完整地阐述系统的作用。但就算是这样，维萨里也已经清楚意识到了器官之间的相互关系，系统的概念从此刻起，开始逐渐清晰。

总之，在文艺复兴时期，维萨里和他不朽的著作推动了解剖学的发展，人们开始反思盖仑著作的正确性。而对于人体结构的认识也逐渐深入，在艺术家的帮助下，已经出现了优秀的解剖学教材。但是维萨里的进展依然停留在对人体结构的认识上，至于探究这些结构如何运行，在人体中又发挥着怎样的作用，还需要后来者继续努力。

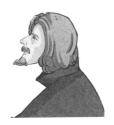

哈维：发现血液循环

帕多瓦大学的医学教育在文艺复兴时期大放异彩，培养出众多优秀人才。在维萨里之前，弗拉卡斯托罗（Fracastoro，1483—1553）率先提出了"传染病由肉眼看不见的微小粒子引起"这样领先于时代的观点，而弗拉卡斯托罗还有一位更著名的同学，他就是哥白尼（Copernicus，1473—1543），后者虽然是学医出身，但最终在天文学领域做出了杰出贡献，正是在维萨里出版《人体的构造》的 1543 年，哥白尼出版了《天体运行论》。

而在维萨里之后，帕多瓦大学同样人才辈出。维萨里的一位学生叫法罗皮奥（Falloppio，1523—1562），他发现并命名了输卵管，直到今天输卵管也被称为"法罗皮奥管"，尽管法罗皮奥本人其实并不清楚这个器官的真实功能。

法罗皮奥有一位学生叫作法布里修斯（Fabricius，1533—1619），他发现并命名了静脉瓣，尽管法布里修斯本人其实并不清楚静脉瓣的真实功能。不得不说，维萨里这一脉师徒传承人才不断，但这两位的名声和贡献终于还是被另外一个后辈的光芒掩盖了，他就是法布里修斯的学生，来自英国的威廉·哈维（William Harvey，1578—1657）。

哈维在帕多瓦大学完成了自己的学业，尽管他的老师的老师的老师维萨里已经写下了《人体的构造》，指出了盖仑解剖学的不少错误，但是盖仑所支持的四体液理论在哈维生活的 17 世纪依然是权威理论。基于四体液理论，盖仑对血液运行的路径也提出了自己的看法。他认为，食物被人摄入体内之后被消化，然后在肝脏转化为血液，血液在心脏的作用下被泵入全身各处，到达肢体末梢之后，就像拍打在沙滩上的潮水一样消散不见了，它们不会重新返回心脏，而是就这样凭空消失了，这一理论也被形象地称为"潮汐理论"。

因为血液从心脏到肢体末梢是单向流动，所以不管是动脉还是静脉，其中的血流方向都是从心脏出发，一去不回头地流向末梢。在 17 世纪，盖仑的潮汐理论几乎没有遇到过对手，但是当哈维的老师法布里修斯发现静脉瓣的时候，一个小小的问题出现了：这个东西是干什么的？为什么只有静脉里有，而动脉里没有？关于这个问题，法布里修斯并没有作出正确的解答，他认为这个结构仅仅是为了限制血流速度而存在的，自然不会想到这个发现会在未来启发自己的学生。

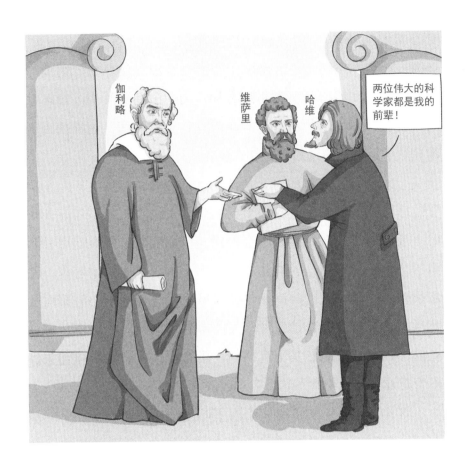

除了法布里修斯的发现，帕多瓦大学的另外一位老师也对哈维产生了很大影响，他就是伽利略（Galileo，1564—1642）。是的，就是大家所熟悉的那个传说中在比萨斜塔上扔铁球的伽利略。伽利略强调试验的重要性，而且非常强调数学计算在科学领域的应用，这一切也都在哈维的心中烙下了深深的印记，并且最终为血液循环理论的诞生发挥了作用。

就这样，哈维受到了那个时代最优秀的科学家的教导，完成了在帕多瓦大学的学业，并且回到了家乡英国。归国之后，哈维的人生一帆风顺，还成为英国国王查理一世（Charles I，1600—1649）的御医。这位国王非常热衷于科学研究，因此对哈维这位热爱科研的医生青睐有加，为了鼓励哈维揭示循环系统的秘密，国王专门在自己的花园里养了一群鹿，这样就为哈维提供了做实验的动物。

一方面有了足够的研究条件，另一方面，哈维也开始了自己的思考，他首先想到的一个问题是，人的心脏在不停向外喷射血液，那么一天之中心脏会流出多少血呢？于是他运用伽利略的研究方法，边试验边计算。他先是测量了心脏的容积，然后乘以心率和一天的时间，这样就得出了一天之中心脏泵血的数量。结果哈维惊奇地发现，人的心脏每天泵出的血液量是体重的十几倍！这显然是不可能的。毕竟血液由食物转化而来，不管是谁一天也吃不了这么多东西。

这样不符合逻辑的事实引发了哈维的猜想，莫非盖仑的潮汐理论是错的？莫非血液并不是单向流动的，而是流出去还要流回来？毕竟，形成这样的循环才能解释得清楚，为什么心脏每天能泵出如此多的血液。如果想要证实自己的观点，还需要验证一件小事，那就是血管之中血流的方向，而哈维发现在人体浅表静脉上很容易得到答案。

方法并不难，只要在胳膊上选一段浅表的静脉，然后用两根手指头按压，沿着血管的方向滑动其中一根手指，就能将这段静脉中的血液驱赶出去。之后抬起一根手指，如果干瘪的血管充盈了，那么抬起的那根手指的方向就是血液流过来的方向。通过这样简单的实验，哈维证明静脉之中的血流方向是从肢体末梢通往心脏的，看来伟大的盖仑真的错了！

　　然而哈维还有一个问题没有解决：既然血液经过动脉从心脏流出，然后经过静脉流回心脏，那么在肢体的末梢，动脉和静脉是如何连接在一起的呢？今天的我们知道，这两者之间存在肉眼看不见的毛细血管，但是哈维对这一切毫不知情，因为他没有使用显微镜，所以只能猜测，末梢的动脉和静脉之间，应该存在某种微小的血管。不得不说，尽管哈维的推测后来被证明是正确的，但在提出这个理论的时候，确实含有猜的成分。虽然哈维是维萨里一脉的传人，但在这个问题上，他却采用了盖仑的研究方法。

　　不管怎么说，哈维提出的血液循环理论是那个时代最伟大的科学发现之一。而在这个理论之中，心脏、动脉、静脉联合在一起，共同完成了为人体供应血液的功能，它们所形成的系统就是循环系统。换句话说，哈维阐明了循环系统的理论，如果说维萨里的《人体的构造》从结构层面上阐明了**系统**这个概念，那么哈维则完整地阐述了某个系统的**功能**。

　　自从哈维提出血液循环以来，经过数百年的发展，我们已经清楚地认识到，人体之中有九大系统，它们分别是循环系统、神经系统、消化系统、运动系统、呼吸系统、泌尿系统、生殖系统、内分泌系统和免疫系统。这九大系统之中，各个器官相互协作，而对于整个人体，系统之间又相互协作，它们共同完成了我们身体的生理功能。

　　只不过，血液循环理论的那块短板，也就是毛细血管的存在，又是怎么被发现的呢？

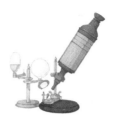

显微镜：打开新世界之门

想要看清楚毛细血管，就必须用到新的技术，哈维出版《心血运动论》阐述血液循环理论是在 1628 年，此时虽然已经有了显微镜，但是哈维还没有发现它的价值。但这不代表其他人也会忽视显微镜的重要性，荷兰人扬·斯瓦默丹（Jan Swammerdam，1637—1680）就率先把显微镜应用在了科学研究领域。

斯瓦默丹的父亲是一位药剂师，他在闲暇时间总是热衷于收集各种稀奇古怪的藏品，并在家里建起了属于自己的博物馆。斯瓦默丹从小就跟随父亲和这些新奇有趣的东西打交道，这也培养起他对于大自然的热爱，而他最喜欢的东西就是昆虫。

为了看清楚昆虫的样子，斯瓦默丹比其他科学家更早地用上了显微镜。斯瓦默丹使用的显微镜非常简单，只有一个镜片，可以说就是一个精度更高的放大镜。在使用显微镜观察小动物的时候，斯瓦默丹观察到了青蛙的红细胞，因此他也被认为是第一个观察到红细胞的人。之后斯瓦默丹在荷兰著名的莱顿大学学习了医学，然而他一天医生也没当过，他的兴趣还是在绚丽多彩的大自然，特别是其中的昆虫。但不管怎么说，用显微镜来探究生物的奥秘是由他开了先河。

　　没过多长时间，就有人也用上了显微镜这个工具，并且完成了哈维未完成的工作，他就是意大利解剖学家马尔比基（Malpighi，1628—1694）。马尔比基的研究方法和维萨里很相似，他们都只相信自己看到的东西，坚决摒弃那些依靠推测得来的知识。在他看来，哈维提出的血液循环理论具有极高的价值，但是毛细血管这个东西的存在仅靠推测是不行的，必须亲眼看见才能真正证明动脉和静脉是靠它们连接在一起的，为了证明自己的猜想，马尔比基拿起了当时最高科技的仪器——显微镜。

　　1660—1661 年，马尔比基把青蛙的肺放在显微镜下，通过显微镜的帮助，看到了肉眼看不到的事实：在小动脉和小静脉之间确实能看到极其细小的血管，血液也确实在其中流动。依靠这种方法，马尔比基弥补上了血液循环理论最重要的短板，使这一理论越发完善。

　　更重要的是，马尔比基的研究把显微技术引入了认识人体的领域。自此之后，科学家们纷纷采用了这项先进的技术，对于人体的认识由肉眼时代进入了一个全新的显微时代，关于人体的更多秘密即将出现在科学家眼前。

　　在马尔比基发现毛细血管的几年后，英国科学家罗伯特·胡克（Robert Hooke，1635—1703）就不甘人后地发表了自己的成果。1665 年，胡克出版了《显微图谱》（Micrographia），这部书是显微技术的划时代巨著，胡克在书中详细介绍了显微镜的使用方法，而且展示了自己大量的研究成果，他把大家平时看不清面目的那些小生物的微缩摄影放大之后印刷在书中，向读者展示了一个他们随时随地都会接触，却从未亲眼见过的世界。

　　胡克用显微镜观察了干燥的软木，发现其中有一种独特的网状结构，而构成这个"网"的是无数的小格子。胡克认为这些小格子很像一个个小房间，于是用表示小房间的拉丁文单词命名了它们，在英语中这个单词就是 cell，也就是我们熟悉的"细胞"。事实上，胡克所看到的并不是活生生的细胞，而是已经彻底死掉的植物细胞，或者说是支撑植物细胞的细胞壁。但是他所命名的 cell 这个单词却被保留下来，一直用到了今天。

　　虽然胡克没有看到活着的细胞，但是他的著作却启发了另外一位科学家，这位科学家采用了专属于自己的方法，观察并发现了很多种细胞和微生物，他就是荷兰科学家列文虎克（Leeuwenhoek，1632—1723）。列文虎克生活在荷兰的小城市代尔夫特，在 91 岁的漫长生命里，他只离开过这座城市一次，

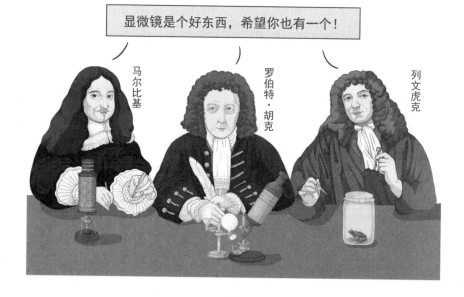

其余的时间里，他都沉浸在让自己着迷的微观世界中。

　　胡克使用的显微镜结构相对复杂，包括目镜、物镜和场镜，和我们现在所使用的显微镜结构十分相似。这样的结构确实是显微镜技术发展的正确方向，但因为当时玻璃质量不够高，镜片的清晰度和精度差强人意，镜片多、结构复杂的显微镜反而受到了限制。列文虎克的显微镜结构则简单得多，只有一个镜片。不过列文虎克制造镜片的技术非常高明，他制造的镜片在性能上远远超过同时代其他人的作品，因此他的显微镜尽管结构简单，放大倍数却远远超过了胡克的显微镜。

　　拥有了这项技术，列文虎克开始展开想象的翅膀，把自己能想到的一切东西放到了显微镜下。在列文虎克的众多样品之中，血液当然是首选，毕竟这种东西受到历代医学家的关注，想要获得也十分方便，根本不需要别人帮忙，只要扎破自己的指尖就可以了。

　　通过显微镜，列文虎克看到血液中存在很多红色的小球，这就是我们人类的红细胞了。斯瓦默丹虽然第一次观察到了红细胞，但是并没有对其进行详细的描述，而列文虎克不但观察到了这种小东西，还精确地测量了它们的大小，这就是非常重要的突破了。但他对于红细胞的描述的准确性却不尽如人意，认为红细胞是球状的。按照我们今天的知识，红细胞并非球形，而是双面凹陷的圆饼状，就像是中间的圆孔被堵住的甜甜圈。

　　无论如何，列文虎克的探索让科学界对于人体的认识真正达到了细胞层次，这是古希腊的医生所无法想象的成就。

　　但客观地说，尽管一部分科学家已经发现了显微镜的用途，他们的发现对于医学实践的影响却微乎其微，并没能让医生掌握新的治疗技术。一方面原因是当时的科学家往往是那些既有钱又有闲的人，他们进行科研的目的仅仅是满足自己的好奇心，至于自己的科学发现有什么实用价值，并不是这些科学家关心的事情；另一方面，在17世纪，显微镜还没有被当成一个真正的科学仪器，它看起来更像是这些科学家的玩具，因此这些在显微学上的发现还没有真正引起整个科学界的关注。

相信你也想到了一个问题，在认识人体的这个过程里，从宏观到微观的认识并非按照严格的时间顺序进行。当科学家已经发现细胞的时候，他们还没有认识到什么是"组织"，至于各个器官真正的功能，以及它们发生病变的时候会导致什么样的疾病，这些问题还都没有答案。

这些问题还需要在下一个世纪里得到解答。

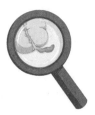

莫尔加尼：疾病源自器官

在维萨里明确了系统的概念之后，医学家仍然不断前进，开始逐渐认识器官对于人体的意义。时间很快到了18世纪，意大利医生莫尔加尼（Morgagni，1682—1771）在关于器官的研究

上迈出了重要的一步，他
将疾病定位到了器官。这
是什么意思呢？古典时期
的医生将人体看成一个整
体，只要身体发生了疾病，
就是体液不平衡所导致
的，而体液遍布全身，也
就意味着只要发生疾病，
那就是全身都出了问题。

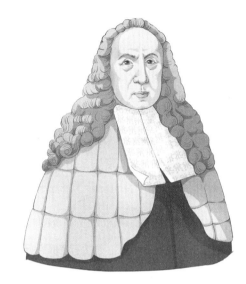

▲ 莫尔加尼

　　那么，对人体的认识
深入到系统这个层次之后，
是不是在发生疾病的时候就能判断是哪个系统出了问题呢？并
非如此。尽管解剖学在不断发展，但是古典时期的四体液理论
依然顽固地占领着医学上的统治地位，在解释疾病和治疗疾病
的过程里，医生还是要把人体看作一个整体，按照古典时期的
医学理念来行医。

　　而在 18 世纪，莫尔加尼登上了历史舞台。他出生在意大利
博洛尼亚附近的一个小镇，16 岁时就到博洛尼亚大学开始了医
学学习。这所大学历史悠久，是世界上最古老的大学之一。莫
尔加尼的老师是瓦尔萨尔瓦（Valsalva，1666—1723），后者正
是发现了毛细血管的马尔比基的学生。也就是说，莫尔加尼是
马尔比基的徒孙。

　　天资聪颖的莫尔加尼 19 岁就大学毕业了，在之后的几年时
间里一直担任自己老师的助手。利用这个职务的特殊优势，莫

尔加尼进行了大量的人体解剖，从而了解到关于人体结构的很多知识。更重要的是，莫尔加尼所解剖的人体中不仅有健康的，还有很多患者的，这样就为他在疾病和器官病变之间建立联系提供了帮助。

有这样一个病例十分典型。一位患者因为发热、腹痛前来就诊，按照"四体液"理论，发热会导致患者面红耳赤，这显然是全身血液过多的表现，至于最便捷有效的治疗方法当然就是放血，但遗憾的是，这位经过放血治疗的患者很快就去世了。这位患者去世之后，莫尔加尼对他的尸体进行了解剖，结果发现患者的阑尾存在严重的感染，而且已经出现了阑尾穿孔。

莫尔加尼此时有了一种猜想，莫非导致这位患者死亡的真实原因是阑尾炎？千万不要小看这个猜想，因为它已经有了推翻四体液理论的苗头。莫尔加尼在"阑尾感染"和"患者发热、腹痛"这两件事之间建立了直接的联系，简单地说，阑尾感染导致了患者出现发热、腹痛这一系列症状，以及和这些症状有关的疾病。假如我们要给这个疾病找原因，就可以精准地定位到阑尾这个器官。

这个看法在今天看来司空见惯，但在 18 世纪可是了不起的大发现。毕竟这是对"人体是个整体"这一权威观念的颠覆。

好在莫尔加尼并不着急发表自己的成果，他漫长的学术生涯才刚刚开始。在博洛尼亚大学完成几项杰出的研究之后，他离开博洛尼亚来到了帕多瓦大学，并且在这里度过了几十年教学和科研时光，在欧洲学术界乃至整个社会都收获了巨大声誉，坚持研究直到生命的终点。莫尔加尼身材高大、举止优雅、心态乐观，更不用说他在医学领域拥有的高深学识，这一切都带给学生巨大的吸引力。

英国皇家学会、巴黎科学院、圣彼得堡科学院和柏林科学院纷纷邀请莫尔加尼作为自己的成员，就连历任教皇都不断授予他荣誉。但是莫尔加尼很少发表医学方面的论文和著作，这绝对不是因为他在研究领域止步不前，而仅仅是因为他谨慎的态度。当他决定出版自己的著作的时候，那必定是石破天惊的大手笔。果然在 1761 年，已经接近 80 岁高龄的莫尔加尼出版了五卷本的皇皇巨著《疾病的根源》。

在这部著作之中，莫尔加尼系统阐述了自己的观点，他指出疾病的发生并不是像希波克拉底所说的那样，是整个身体内部体液失衡的结果，而是**每种疾病都可以找到特定的发病器官**。正是这些器官的病变引起了身体的疾病，这两者之间存在着明确的对应关系。

因为明确了疾病的根源在器官，也就进一步阐明了不同器官的功能。这个道理很简单，比如患者出现肾衰竭的时候，自然会出现无尿的症状。而肾衰竭导致无尿这个事实，也恰恰说明肾脏就是产生尿液的器官。可以说莫尔加尼是从病理学的角度对器官功能进行了更有深度的解答。

需要注意的是，莫尔加尼在从事病理学研究的时候，并没有使用显微镜，器官依然属于肉眼可见的结构，就算不用显微镜也能有所发现。如果说他不知道显微镜这个高科技产品，那显然是不可能的，毕竟莫尔加尼的师祖马尔比基曾经用显微镜发现了毛细血管。但是莫尔加尼清楚地认识到了自己的研究范畴，并且选择了最适合自己的研究方式，从而对人体的认识做出了里程碑式的贡献。

有了莫尔加尼的贡献，医生们事实上已经可以摆脱古典时期医学理念的影响了。古典时期的医生认为人体是一个完整的整体，不管身体出现任何变化，都要考虑全身的平衡。但是莫尔加尼让医学深入到了一个全新的层次，他在疾病和器官之间建立起了直接联系，这也意味着人体之中存在"器官"这样一个独特的层次，它们就像一个个小小的独立王国，执行着自己的任务。

也正是因为器官的独立性，让医生可以从局部开始重新认识人体。但问题是，器官到底是什么？

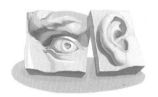

器官：为人体服务的小团队

哈维提出了血液循环理论，让我们认识到了循环系统的功能，也正是从那个时候开始，医生对于人体的认识真正达到了系统这一层次。今天我们知道，人体之中存在九大系统，分别掌管着九种不同的功能，而组成系统的成员便是各个器官。这样的划分很容易让我们产生这样的概念，每一个器官都可以被归类到某个系统之中，这样便形成了一种非常严格的、井然有序的分工体系。

然而事实并不是这样，很多器官其实并不能被归类到某个系统之中。比如眼睛和耳朵，虽然它们能让我们感知外界的信息，而且这些信号最终会被传送到我们的大脑中，但是眼睛和耳朵本身被划分到神经系统之中也不太合适，于是解剖学家将它们划分到了感觉器这个类别之中。这些感觉器虽然没有被划分为独立的系统，但是它们的重要性不言而喻。

为什么会出现这样的情况呢？原因倒也不复杂，因为生物的结构是经过演化而来的，演化过程就是适应环境的过程，只要自己的功能刚刚好能适应当下的环境，对于生物来说就已经足够了。简而言之，演化所遵循的原则是够用就好，而不是精益求精。进化论告诉我们，在生物出现、发展的历程中，并没有预先设计好的图纸。

也就是说，并没有造物主提前为生物设计好各种系统和器官，科学家对人体所进行的分类是为了方便自己描述和研究，而不是人体天然就合乎某种规矩的划分。正是这个原因，解剖学家在了解并描述人体的过程中，自然会出现这样不够严丝合缝的情况，但这并不影响他们认识人体、发展医学。毕竟，不管我们给心脏起任何一个名字，它都依然是那个拳头大小、负责泵出血液的器官。

事实上，正是因为演化过程是创造适应环境的物种的过程，而不是按照预定蓝图生产生物的过程，所以当科学家对各个物种进行分类的时候，总会有一些物种显得格格不入，它们介于不同的类别之间，让分类学家很是苦恼。比如鸭嘴兽，明明是哺乳动物，但偏偏不像其他哺乳动物一样采取胎生的繁殖方式，而是进行卵生。之所以出现这样的特例，当然不是鸭嘴兽的错，而是我们人类希望这个世界的生物体系有一套符合我们思维方式的逻辑，但是各个物种并没有义务去适应我们的想法，反而是我们需要调整自己认识世界的态度，时刻认识到自身知识体系不够完善的地方。

对于人体内各系统和器官的认识也是如此，解剖学家和生理学家进行了人为的划分。但是千万别忘了，在演化的过程里，所有的系统和器官都是为了生物的生存而存在，虽然分工不同，

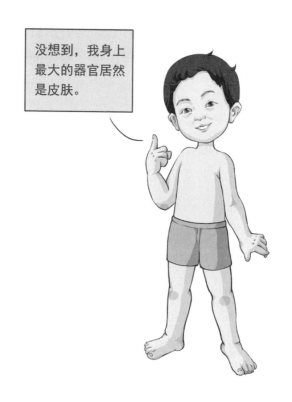

但是永远向着同一个目标前进，尽管医学家认识人体的过程是从整体到局部，然而整个人体在功能上始终是一个整体，我们应该认识到，**人体的整体和局部之间的关系是辩证统一的。**

现在我们知道，不管是系统或是器官的定义，都是科学家为了更方便描述而进行的人为定义。科学层面的定义需要符合严谨、准确的标准，因此在认识有些事物的时候，遵循科学的定义可能并不符合我们的直觉。当我们在认识人体器官的时候也是如此，有些符合医学界定义的器官，我们却经常意识不到它是个器官。

比如这样一个看似简单的问题就很少有人能答对：人体最大的器官是什么？也许你会想到肝脏、肺，或者肠道，但这些都不是正确答案，人体最大的器官是皮肤。有趣的是，皮肤这个最大的器官也没有在九大系统中获得一席之地，以至于医学生必学的《系统解剖学》里都没有对皮肤的详细介绍。再次强调一下，这不是因为皮肤不重要，而是因为在解剖学家人为设定的知识体系里，皮肤处在了一个难以归类的尴尬位置。

虽然难以归类，但是皮肤的功能极强、重要性极高，人体不同部位的皮肤也有着不同的特性，比如后背的皮肤就比其他部位的皮肤厚，而头部的皮肤能长出茂密的头发更是它的独特技能；尽管都是皮肤，其实各有玄妙，可以说皮肤虽然是一个器官，但它自己就是一个团队。

特别是手掌和脚掌上的皮肤，更是不同寻常，它们是独特的嵴状皮肤。它们上面形成了平行的细小纹路，我们的指纹正是这样形成的，达尔文的表弟、统计学家高尔顿（Galton，1822—

1911）在 19 世纪发现，每个人的指纹都是独一无二的，这个发现直到今天还被我们应用在指纹识别技术上。

除了独特的纹路，嵴状皮肤还有一个特性，就是拥有发达的汗腺，但没有毛囊和皮脂腺。这一点我们在日常生活里也有所体会，当我们感到紧张焦虑的时候，手掌就会大量出汗，这种情况似乎给我们带来了很大的不便，却是演化过程给予我们的重要财富。因为汗水其实可以增加摩擦力，更利于双手抓握物品，也更利于我们的祖先爬到树上去躲避野兽。虽然我们现在的生活已经远离森林，但是我们的身体还没有完全适应时代的剧烈变化，其中还处处保留着几百万年前的痕迹。

事实上，不仅仅是皮肤，人体中的每个器官都是如此，它们经过了时间的磨炼，从人类出现的那一刻开始直到现在，都是我们身体中不可缺少的组成部分。尽管在医学的定义中，器官是执行某种特定功能的结构，但是所有的器官都是为了人体这个整体服务的。用一句话形容，堪称"聚是一团火，散是满天星"。

在莫尔加尼的努力之下，器官和疾病之间建立起明确的关系，医学界对于人体的认识达到了器官层次，至于探索每个器官真正的结构和作用，那就需要后世无数医生的共同努力了。只不过，在比器官更深入的层次里，是否还有更细微的结构呢？

第3章

察秋毫之末：人体与分子时代

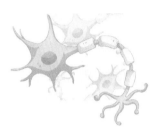

组织：构成器官的结构

尽管从莫尔加尼开始，对于疾病的定位已经达到了器官的层次，但这还远远不够。比如说，我们的身体之中有大量血液，这些鲜红的液体并不能算是一个器官，但它们又是如此重要，那么我们应该如何对血液进行分类呢？另外，有些疾病尽管发生在不同的器官之中，患者却表现出相同的症状，难道不同器官里也有相同的成分，当这些成分发生病变的时候，人体就会出现相同的症状？

要解释这两个问题，就必定需要了解人体中比器官更深入的层次，也就是组织。什么是组织呢？我们在前面已经知道，完成相同功能的器官组成了系统，而组织由完成相同功能的细胞构成。也许你会想到，在科学发现的过程里，理应先了解细胞的功能，才能了解什么是组织。

这么想固然没错，因为早在文艺复兴时期，显微镜就已经是科学家手里昂贵的玩具了，17 世纪，英国科学家罗伯特·胡克命名了细胞 cell，而荷兰科学家列文虎克发现了血液之中的多种细胞。但在现实中，事情发生的顺序却不是这样，发现并命名组织的人并没有使用显微镜，这个人是法国科学家比沙（Bichat，1771—1802）。

比沙出生在一个医学世家，他的父亲就是一位医生。比沙在求学过程中，虽然对数学和物理很感兴趣，但最终还是把医学当成了自己一生研究的目标。在学业有成的时候，比沙遇到了风云动荡的法国大革命，1793 年，也就是法国国王路易十六被送上断头台的那一年，比沙成为一名军医，并且驻扎在阿尔卑斯山。他绝对想不到，正是这场大革命给他带来了继续进行医学学习的机会。

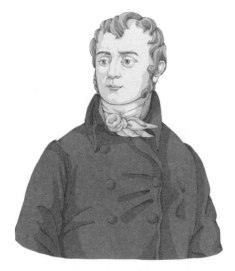

▲ 比沙

原来，在大革命爆发的时候，革命委员会决定把大学全部关闭，然后进行彻底整顿，把所有的大学都纳入国家管理，完成这些改革之后再把大学重新开放。经过这样的整顿，大学培养的人才自然也是国家的财富。既然是为自己创造财富，国家管理的法国大学当然要广开方便之门，让有才华的学生进入这里免费学习，而比沙就是这项政策的受益者。

就这样，比沙来到法国最优秀的医学院校，接受了最好的医学教育。在这里，他遇到了当时法国最好的外科医生德索（Desault，1738—1795）。德索老师有个习惯，每天开始上课之前，都要让学生汇报上节课学到的内容。有一次，一个学生在面对德索老师的提问时，根本没有做好准备，只能十分尴尬地站在那里。而机会总是留给有准备的人。这个时候，比沙自告奋勇地站了起来，发表了一番非常精彩的演讲，让德索老师不得不刮目相看。正是因为这次演讲，比沙成了德索重点培养的学生。

经过德索的精心教导，比沙顺利成为一名合格的医生，同时也是一名优秀的教师。要知道，在法国大革命之后，法国的医学教育出现了一个很明显的特点，那就是特别强调理论和临床相结合。简单地说，在法国的医学院校里，学生不会长时间坐在教室里去学习那些印在书本上的知识，而是要直接走进医院，一边跟着老师对患者进行治疗，一边学习医学知识，这样就把理论和实践成功地结合到了一起。

而比沙在成为医生和教师之后，同样会经历这一切——作为当年从老师那里受益良多的优秀学生，他转变身份后自然也不会懈怠。为了充分地备课，比沙可以说使出了全部的力气，不论在书本上还是在实际操作中，都进行了极其细致的观察。奇妙的是，正是在全力备课的过程里，比沙发现了构成人体的"组织"，而正是这些组织构成了器官。

有件事需要我们注意，和莫尔加尼一样，比沙在发现组织的过程里也没有使用显微镜，而是完全靠肉眼观察，这当然需要敏锐的洞察力。但是，没有使用显微镜就意味着没有观察细胞，不了解细胞就不能真正阐述组织的功能，所以比沙虽然确实发现了组织，但他对于组织的描述却存在着很多错误。也正是因为对于组织认识不足，所以他甚至不能正确地说清楚人体之中有多少种组织。

尽管如此，比沙提出组织这个概念却是非常正确的，也是那个时代最伟大的医学进展之一。在认识人体的历史上，比沙的名字绝对值得被铭刻。

有趣的是，比沙的名字还真的被铭刻了下来，而且是在巴黎的地标性建筑埃菲尔铁塔上。起初计划建设埃菲尔铁塔的时候，法国人对这个造型奇怪的建筑非常抵触，认为这样一个铁架子是对巴黎建筑风格的残酷破坏。于是埃菲尔铁塔的设计师为了平息民众的不满，提出了一个聪明的想法——他决定在铁塔上刻上那些重要的法国科学家、工程师、医生和企业家的名字，这样一来，大家终于能够接受这个奇形怪状的建筑了。

至于哪些人才能在埃菲尔铁塔上留名？那当然是做出了极其突出贡献的人，而比沙因为在认识人体结构上的杰出贡献也名列其中。如果今后你有机会到巴黎看一眼埃菲尔铁塔，那请不要忘记，这座铁塔同时也是比沙等 72 位法国名人的纪念碑。

比沙在 1800 年提出，构成人体的组织一共有 21 种，以今天的知识看来，这个分类确实略显庞杂了。1819 年，德国显微解剖学家奥古斯特·梅尔（August Mayer，1787—1865）通过自己的观察，将组织的类型缩减到了 8 种，这样对于医学描述组织来说就更为便利。按照我们今天的知识，人体组织可以分为 4 种，分别是上皮组织、结缔组织、肌组织和神经组织。比如我们前面提到的血液，就可以归类为结缔组织。那么，这 4 种组织究竟各自是什么样子，又分别负责执行什么功能呢？

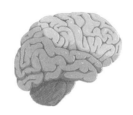

四种组织：各司其职

所谓组织，是由形态和功能都比较相近的细胞组成的，而且不只是细胞，就连这些细胞外面的**细胞外基质**（曾称细胞间质），也是构成组织的一部分。什么是细胞外基质呢？它主要包括五类大分子，这些分子纠缠在一起，对细胞起到了全方位的影响。细胞的防护、连接、代谢、增殖和分化等生命活动，全都会受到细胞外基质的影响，如此看来，它被算作组织的一部分也是非常合理的。

简而言之，组织就是由一堆功能相差不多的细胞，再加上给这些细胞负责后勤保障的大分子结构组成的。正是按照这个定义，科学家把人体组织分成了 4 种类型，分别是**上皮组织、肌组织、神经组织**和**结缔组织**。事实上，知道了组织这个概念，

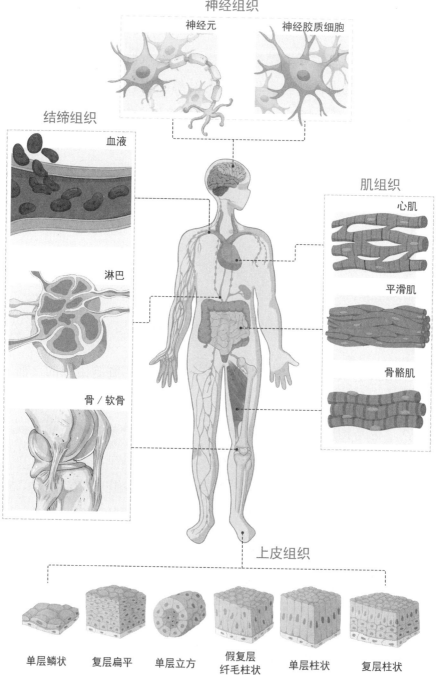

神经组织

神经元　　　神经胶质细胞

结缔组织

血液

淋巴

骨 / 软骨

肌组织

心肌

平滑肌

骨骼肌

上皮组织

单层鳞状　复层扁平　单层立方　假复层　单层柱状　复层柱状
　　　　　　　　　　　　　　纤毛柱状

我们才能回过头来理解器官的定义，器官是由不同组织构成的行使某种特定功能的结构单位。

上皮组织简称**上皮**，它的特点是细胞形态比较规则、排列紧密，而且细胞外基质很少。根据不同上皮的功能，可以将其分成几个类别，其中**被覆上皮**和**腺上皮**是最重要的两大类。

被覆上皮主要分布在人体表面，以及各种空腔器官的内表面。也就是说，我们皮肤的最外层就是由被覆上皮细胞组成的，而胃、肠这样的器官是空腔结构，它们的内表面也覆盖着上皮细胞。不难想象，被覆上皮身处这样的位置，自然对人体具有极其重要的保护作用。

至于腺上皮则负责另外一种重要的功能，那就是分泌。人体之中有大大小小的各种不同的腺体，比如汗腺、甲状腺、胰腺等等，构成这些腺体组织的主要成员，就是腺上皮。这些腺体种类繁多，分泌出来的物质自然也有很多种，不论是我们在炎热环境里流出的汗水，还是品尝美食时流出的唾液，全都来自腺上皮的辛勤工作。

上皮细胞的奇妙之处在于，它们是隔开我们身体与外界环境的"城墙"，正是因为这个功能，所以上皮细胞的有些面朝向身体的"外面"，而其他的面则朝向身体的"里面"。朝向不同方向的面自然会有不同的功能，于是上皮细胞表现出一种独特的特性，那就是不同的面有不同的特性，这被称为极性。而且不同面也会出现不同的特殊结构。比如在小肠里的上皮细胞，它们朝向肠腔的一面会伸出无数细小的绒毛，这样可以极大地增加小肠和食物的接触面积，有利于吸收营养。

　　肌组织主要是由细长的肌细胞构成的，其中还夹杂了血管、神经和淋巴管等组织。相比其他几种组织，肌组织的分类较简单，可以分成**骨骼肌、心肌**和**平滑肌**。骨骼肌和心肌的肌组织存在横行的条纹，按照这个特点，它们可以被称为横纹肌。如果按照我们的意识是否可以控制来划分，骨骼肌可以被称为随意肌，因为我们想让它动它就会动，而且会带动骨骼和关节的活动，说到这里，你肯定也能想到骨骼肌通常分布在身体的哪些位置。毕竟，我们蹲下、跳起这些动作都是依靠骨骼肌完成的。心肌构成心脏，而我们肠道上存在的是平滑肌，这些器官的特点是，不管我们是睡着了还是醒着、是不是主动操纵它们，它们都会按一定的规律收缩运动，所以心肌和平滑肌又被称作不随意肌。

　　随着时代的发展，人们对于健康的要求越来越高，健身也因此成为一种时尚。经过一段时间的锻炼，人体骨骼肌会明显变得更大，那么在肌肉变大的过程里，是肌细胞的数量变多了还是体积变大了？或者既变多了也变大了？答案是肌细胞变大了。这是个有趣的话题，关于肌肉细胞为什么会变大，还要说到肌组织中一种叫作肌卫星细胞的家伙。

　　原来，运动会激活肌卫星细胞，让它们发育增大，肌卫星细胞会发育成为成肌细胞，若干成肌细胞会融合成为肌管细胞，之后肌管细胞会融入现有的肌细胞之中。有了这些"生力军"的加入，原来的肌细胞就变得更加粗壮了，而我们的力量自然也随之增大。重要的是，人在衰老的过程中肌组织会逐渐萎缩，而老年人增加运动量也能激活肌卫星细胞，这样就可以对抗因衰老导致的肌肉萎缩。看来，靠运动来减缓衰老真的有用，至少对肌组织来说是这样的。

控制我们身体活动的神经系统之中，主要存在的便是**神经组织**了，神经组织主要由两种细胞组成：一种是**神经元**，也叫**神经细胞**，它是神经系统行使功能的基本结构；另一种是**神经胶质细胞**，作用是给神经元提供支持、保护和营养，因为神经元可以传递电信号，所以神经胶质细胞还有一个重要的作用就是绝缘。如此看来，神经组织的结构和电线很有几分相似。值得一提的是，神经胶质细胞中有一种细胞叫作施旺细胞，因为它是被细胞学说的提出者之一施旺发现的。在后面的故事里，我们还会看到施旺的名字。

了解了上皮组织、肌组织和神经组织，我们最后一个要认识的是**结缔组织**，这是一类相当复杂的组织。结缔组织在人体中分布十分广泛、形态非常多样化，并且承担了相当多的功能，包括支持、连接、营养、防御、保护和修复等等。

这难免给我们留下这样一种印象：多年前的医学家把前三种组织之外的、不太好具体分类的所有组织类型统统划归到了结缔组织之中。按照现有的组织划分标准来看，似乎真的是这样。这就造成了一个有趣的结果：结缔组织无所不包，液体形态的血液属于结缔组织，坚硬的骨骼属于结缔组织，而那些让我们体态臃肿的脂肪也属于结缔组织。

从这个角度看，上皮组织、肌组织和神经组织更强调其细胞的独特作用，而对于结缔组织来说，那些细胞外基质的作用也相当重要。事实也正是这样，和其他三种组织相比，结缔组织包含了更多的细胞外基质，其中便包括纤维、基质和组织液。不得不说，这样的对组织的划分方法有很大好处，我们身体中的任何一部分都可以被归类到某一种组织之中。

当了解了什么是组织，我们才能更好地认识器官。同样的道理，只有了解了构成组织的细胞，我们才能真正理解组织的结构和功能。发现并命名了组织的比沙之所以没能真正阐述清楚什么是组织，正是因为在他所生活的时代里，科学界对于细胞的研究还太少。那么，从什么时候开始，细胞学才真正进入科学家的视野之中呢？

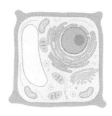

细胞：生物的基本结构

在深入认识人体的路上，科学家们从来没有停止过自己的脚步，比沙发现组织之后，19世纪的科学家前赴后继，终于在前人的基础上提出了细胞学说。这项学说不仅是医学上的胜利，也是生物学上的胜利，革命导师恩格斯（Engels，1820—1895）提出，19世纪的自然科学界有三个重要发现，分别是细胞学说、能量守恒定律、生物进化论，这个评价足以说明细胞学说在科学界的地位。

我们已经知道，早在 17 世纪，英国科学家胡克就命名了细胞。但事实上他所看到的并不是活生生的细胞，甚至不能算是细胞，因为胡克观察的对象是软木塞，其组成部分是已经死掉的植物细胞，或者说是植物细胞死掉之后留下的细胞壁。但细胞壁毕竟构成了植物细胞的轮廓，胡克看到了细胞壁，也算是看到了植物细胞的形状，由他来对细胞这一结构进行命名也就十分合适。

在此之后，有很多科学家掌握了显微镜这个有力的武器，他们不但发现了很多种类的细胞，甚至开始认识细胞内部的结构，但是细胞这种小东西究竟有什么用，它到底重不重要，却没人能解释得清楚。直到 19 世纪，施莱登（Schleiden，1804—1881）和施旺（Schwann，1810—1882）这两位德国科学家终于在细胞研究领域取得了突破性的进展。

在前面关于组织的故事里我们曾提到，德国显微解剖学家梅尔在 1819 年将人体组织分为 8 类。梅尔教授有个学生叫作约翰内斯·穆勒（Johannes Müller，1801—1858），而施莱登和施旺都是穆勒的学生。有一位对组织进行深入研究的师祖，这些徒孙们继续向前走，去探究细胞的意义也是相当合理的。

施莱登和施旺都是学医出身，毕业之后开始从事基础研究，而且不约而同地选择了对于细胞的研究。他们在各自的岗位上努力工作，但也和自己的众多前辈一样，并不能阐明细胞这个结构的真正意义。而改变一切的契机居然只是一顿简单的晚饭。1837 年 10 月的一个傍晚，这对好朋友聚在一起共进晚餐，边吃边讨论各自的研究成果，谁也没想到，这一讨论居然引出了一个改变整个时代的结论。

　　原来，施莱登在不停地说植物细胞的特性，而且提到不管是植物的哪个部分，统统能看到细胞的身影，看来就是这种微小的结构，像砖头盖成房子一样构建起了整个植物的结构。施莱登的这番话深深地打动了施旺，施旺一直在研究动物细胞，他发现在动物身上也到处都能发现细胞结构，难道动物和植物一样，也全都是由细胞构成的吗？沿着这个思路继续往下想，植物细胞和动物细胞之间会有什么相似之处吗？聊到这里，两个人已经顾不上吃完这顿晚饭，于是收拾东西直奔实验室继续进行研究。

　　在之后的时间里，施莱登和施旺互相启发、共同努力，他们添置了更高级的研究设备，并且靠着自己的细致和严谨终于发现，他们的设想是正确的：不管是植物还是动物，都是由细胞构成的。但这还不是终点，他俩还发现了更重要的事情，原来有了高倍数的显微镜之后，施莱登和施旺能更好地观察细胞内部的结构，他们惊奇地发现，动物细胞和植物细胞的结构非常相似，外面都有一层薄膜包裹，中间都有液体，而液体中间都有细胞核这个共同的结构。

　　到这个时候，施莱登和施旺明确了两件事。首先，动物和植物都是由细胞构成的；其次，所有细胞都有相似的结构，并没有什么本质区别。这两个结论看似简单，对于人类认识世界来说却是个令人激动的时刻，因为这意味着一个观念被颠覆了。早在古希腊时代，人们就认为动物和植物是完全不同的东西，并且动物因为能自主运动而更"高级"，可是现在这两者之间

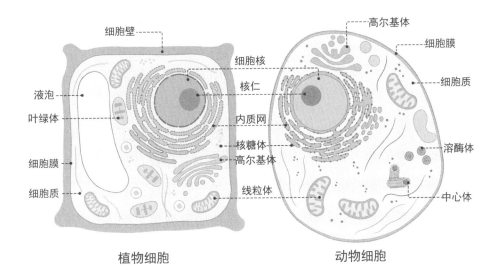

植物细胞　　　　　　　　动物细胞

的界限被打破了，动物和植物虽然看起来很不一样，但在本质上都是由细胞建成的"大厦"，都遵循着相同的生物学规律。可以说，人类对于生命本质的认识又深入了一步。

但是，施莱登和施旺还有一个问题没有解决，那就是新细胞究竟是如何产生的。在他俩看来，没有结构的、液态的细胞质之中可以自发生成新的细胞，也就是"老"细胞会生出一个"新"细胞，所以它们之间的关系就像父母和子女一样，并不是平等的。很遗憾，这个解释虽然简单明了，却不正确，细胞学说的最后一步他俩并没有走完。

为细胞学说补上最后一块短板的还是一位德国科学家，他就是堪称一代宗师的微耳和（Virchow，1821—1902），微耳和也是约翰内斯·穆勒的学生，与施莱登、施旺是同门师兄弟。微耳和的一生都是高光时刻，大学毕业没多久，他就公开批评了当时的两位权威专家，而且都是微耳和获得胜利，然而他传奇的人生才刚刚开始。在漫长的科研生涯中，他做出了无数重要发现，这也使得今天的医学领域中有大量以他的名字命名的名词。

而这些重要发现的其中一项，就是彻底阐述了"细胞究竟从何而来"这个问题。在微耳和之前，已经有科学家指出细胞会分裂，这样就可以产生出两个几乎完全相同的新细胞。微耳和开始并不相信这个理论，但是在使用显微镜对细胞进行仔细观察之后，他发现这个理论十分正确，细胞确实是通过分裂来实现数量增加的。做出这项发现的时候，微耳和在学术界已经有了很高的威望，所以他提出这一点之后，很快就得到学术界的认同。

也正是在他的强调之下，**"所有的细胞都来自细胞"**这句话才变得十分有名，尽管在此之前已经有其他科学家说过这句话，但是只有被微耳和这样的权威专家认可，才能造成如此广泛的影响。

在这项研究的基础上，微耳和还对细胞的生存环境进行了研究。可以这样说，小小的细胞十分脆弱，需要在对它们来说安全、稳定的环境里才能正常生存并发挥自己的作用。而适宜细胞生存的环境就是"内环境"，人体中存在着非常复杂的调控机制，能保证细胞所生活的内环境是稳定的，只有这样我们整个身体的生理功能才能实现。

这真是一件奇妙的事情：在 2000 多年前的欧洲古典时期，医生不停地追求人体之中体液的平衡，而在科学昌明的今天，医生仍在不停追求人体之中内环境的平衡和稳定。这两者之间有何区别？毫无疑问，古典时期尽管有了充分的理性思考，但是哲学家所描述的"平衡"仅仅是基于缺少根据的想象，而在我们所生活的现代，对于人体的各项认识均经过科学方法的检验，于 2000 多年前早已有了本质上的进步。

跨越 2000 多年的时间，人们似乎仍在围绕着"平衡"二字打转，但是我们眼中的世界早已是另外一番完全不同的样子了。

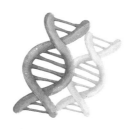

双螺旋：一段恩怨情仇

当医学家和生物学家对于人和动物的身体结构认识达到细胞层次的时候，他们的科研之路几乎已经走到了尽头。因为对于这两个专业的学者来说，进一步了解分子层面的结构已经超出了他们的知识范围，如果想要继续走下去，就必须依靠其他专业领域科学家的能力。如果没有化学家和物理学家的贡献，想要继续深入认识人体是不可能的事情。

好在随着时代的进步，各个专业都出现了飞速发展，化学和物理学已经做好了准备——这两个领域的专家都将为认识人体做出自己的贡献。随着生物化学的出现和发展，人体中越来多的分子结构被发现，特别是蛋白质这种大分子物质，被认为对人体的生理功能具有重要作用，并且由于蛋白质的结构非常复杂，科学家们甚至认为它就是基因的载体，全部的遗传信息都被记录在它复杂的结构之中。

相比之下，细胞核内的 DNA 分子中的基本结构只有四种核苷酸，怎么看都不像是能形成复杂结构进而记录遗传信息的样子。但是随着 DNA 分子双螺旋结构被发现，DNA 的秘密也逐渐展现在我们面前，它是基因的承载者这个事实也逐渐被我们所认知。而在发现双螺旋结构的过程中，有四位参与者的贡献最大也最直接，他们将在下面的故事里一一登场。

第一个登场的是英国科学家莫里斯·威尔金斯（Maurice Wilkins，1916—2004），他是个真正的物理学家，为了研究 DNA 分子的结构，他采取了当时最先进的 X 射线衍射技术。我们可以这样简单地理解这项技术：假设给我们一个立方体，我们不能直接看到它，但可以看到它的影子，那么我们能推测出它到底是什么样子吗？答案是可以。因为当光线从不同角度照射这个立方体的时候，会形成形状各异的影子，当我们把这些影子的样子拼凑起来，再经过一番计算，就能够间接地形成对于这个立方体形状的认知。而 X 射线衍射技术正是利用这个原理去研究肉眼看不见的微观结构的。

威尔金斯就是利用这项技术，拍摄了 DNA 分子的衍射照片。但是他的技术并不高明，进行了很多次尝试之后，拍出来的照片还是比较模糊，这对于生物学家来说远远不够用。正在他苦恼于如何改进技术的时候，第二位科学家登场了，她是女科学家罗莎琳德·富兰克林（Rosalind Franklin，1920—1958），富兰克林在 X 射线衍射技术方面是真正的专家。

在这两位科学家生活的 20 世纪，女性在科学领域已经做出了众多不可磨灭的贡献，其中当然包括赫赫有名的"居里夫人"（Marie Curie，1867—1934）。但是纵观整个科学界，女性科学家依然是凤毛麟角，对于富兰克林来说，让女性在科学界拥有和男性平等的地位是极为值得重视的事情，但是威尔金斯却不这么认为。

威尔金斯认为富兰克林虽然水平很高，但是只能给自己做助手，富兰克林却认为自己是个独当一面的科学家。而事实证明富兰克林是正确的，她依靠自己的知识和技术，拍摄出清晰的 DNA 分子衍射照片，质量远远高过威尔金斯的成果。这一切都让两个人的关系变得很差，也为后来的遗憾埋下了伏笔。

正在这两位科学家关系变得剑拔弩张的时候，另外两位年轻的科学家却结为好友，并决定为发现 DNA 结构而共同奋斗，这第三和第四位登场的科学家分别是美国科学家詹姆斯·杜威·沃森（James Dewey Watson，1928—　）和英国科学家弗朗西斯·克里克（Francis Crick，1916—2004）。这对年轻人意外相识，并且发现两个人有着共同的目标，于是决定成为合作伙伴。但是，正当他们准备大展拳脚的时候，一件晴天霹雳般的事情发生了。

原来，在 1952 年，美国著名化学家、诺贝尔化学奖得主莱纳斯·鲍林（Linus Pauling，1901—1994）发表了自己的研究结果，他提出 DNA 的分子结构是三条整齐排列的链条，有了这位权威学者的结论，沃森和克里克的研究似乎还没有开始就已经看到了终点。但是，沃森和克里克并不死心，他们认为鲍林的模型并不正确，可究竟怎样才是正确的，两人却找不到方向。

为了找到问题的答案，沃森四处寻找其他科学家的研究新进展，希望能从中受到一些启发。就这样，他拜访了威尔金斯，不过我们已经知道，威尔金斯的衍射照片拍摄水平并不尽如人意。也正是在这个时候，威尔金斯和富兰克林的恩怨引发了一个难以预料的后果。在面对沃森的好奇心的时候，威尔金斯不知是有意还是无意，把富兰克林拍摄的衍射照片展示给了沃森。对于一位科学家来说，对还没有公开发表的研究成果进行保密是基本要求，可是威尔金斯不但向别人展示了未发表的成果，偏巧成果的发现人正是跟自己关系不好的富兰克林，而且威尔金斯也并没有将这件事告知富兰克林，因此在整件事上都显得不够厚道。

看过了富兰克林拍摄的 X 射线衍射照片，沃森和克里克茅塞顿开。因为他们从照片中看出来，DNA 分子是螺旋结构的。但关于这个螺旋结构究竟是如何形成的，沃森和克里克一时也没什么好主意，他们所能做的就是尽情地想象。

一番思考之后，沃森和克里克灵光一现：难道 DNA 分子是由两根链条组成的，然后盘旋而成了螺旋结构？为了证实这个猜想，二人赶紧找到手头上能找到的各种材料，亲自动手搭建了一个 DNA 的双螺旋模型结构，这一天是 1953 年 3 月 7 日。经过反复论证，他们发现这样的双螺旋结构十分完美，能非常清楚地解释 DNA 的结构和功能，于是迅速将这个发现发表在了顶级科学杂志《自然》上，而此时是 1953 年 4 月 25 日，距离他们的发现仅仅过去了一个半月。

这个发现阐明了人体基因传递的秘密，是人们对于人体结构的认识达到分子水平的代表性事件，而沃森和克里克的论文也被誉为是"生物学的一个标志，开创了新的时代"。正是因为这几位科学家的伟大成就，九年之后的 1962 年，威尔金斯、沃森和克里克共享了诺贝尔生理学或医学奖。在这个伟大发现里必不可少的富兰克林为什么没能获得这个奖项呢？

原因令人难免扼腕叹息，富兰克林已经于 1958 年因病去世，而按照诺贝尔奖的规定，奖项只能颁发给在世的人，这就导致富兰克林做出极其重要的贡献却没能得到应有的荣誉。世界欠她一个诺贝

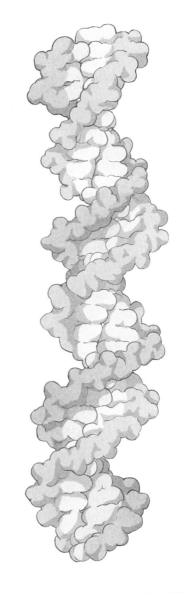

尔奖，毕竟在认识人体结构达到分子层次的路途上，富兰克林迈出了最为坚实的一步；而且在通向揭示 DNA 结构的道路上，富兰克林也逐渐走向了正确的方向。甚至可以这样说，即使没有那三位诺贝尔奖得主，富兰克林也有可能自己发现 DNA 结构

的秘密，但这三位诺贝尔奖得主如果没有富兰克林的成果，只怕距离发现 DNA 结构还遥遥无期。

不管怎么说，在 20 世纪中叶，科学家对于人体的认识已经深入到了分子层次，也只有到了如此深入的程度，科学家才能对那些隐藏在生命最深处的秘密有所了解，比如 DNA 分子所决定的基因传递问题。

那么，DNA 分子究竟是如何把遗传信息传递下去的呢？

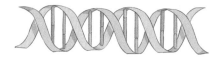

DNA：记录生命的信件

DNA（deoxyribonucleic acid）的全称是脱氧核糖核酸。DNA 是一种非常大的分子，而构成它的是四种结构简单的分子，叫作脱氧核糖核苷酸，因为这四种分子上分别有不同的碱基——就像是不同的标签把它们区分开来，所以我们直接用这些碱基的名字来称呼它们。它们包括两种嘌呤和两种嘧啶，分别是腺嘌呤（adenine，缩写是 A）、胸腺嘧啶（thymine，缩写是 T）、鸟嘌呤（guanine，缩写是 G）和胞嘧啶（cytosine，缩写是 C）。

我们可以把这些碱基理解成"笔画"，而每三个"笔画"写成一个"字母"，这些"字母"的专业术语叫作**密码子**，也就是说每三个碱基形成一个基本信息单位。比如，1 个鸟嘌呤、

1 个胞嘧啶和 1 个腺嘌呤就组成了 GCA 这样一个密码子。很容易算出来，用这四种碱基可以组成 64 个密码子，这不但可以完全满足传递信息的需求，而且已经远远超出了实际需要，所以其中只有 20 个密码子是有效的。可以说，我们已经有了一个具备 20 个"字母"的字母表，而我们全部的遗传信息就是依靠它们写成的。

这些碱基排列成的字母形成了一个长长的链条，这就是 DNA 分子的其中一个链条，而 DNA 的另一个链条和它是完全互补的。两个链条的互补关系有简单而明确的规则，为了便于描述，我们姑且称它们是"1 号链条"和"2 号链条"，如果 1 号链条上有个 A，那么 2 号链条的对应位置就会有个 T，也就是说 A 和 T 是配对关系。同理，C 和 G 之间也存在这样的关系。

因此，如果 1 号链条上存在刚才提到的 GCA 这个密码子，那么 2 号链条上的对应位置就会有 CGT，两个链条就这样记录了完全相同的信息，只不过记录的方式一正一反。至于两个链条是如何连接到一起的，每个碱基之间存在一个化学键，可以把它们固定在一起，两个链条相互纠缠，并且形成螺旋状的结构，这就是我们所熟悉的 DNA 双螺旋结构。

当 DNA 进行复制的时候，两个链条会分离开来，然后按照我们已经知道的"A 对应 T、C 对应 G"的规则各自给自己制造出一个新链条。原本的 DNA 分子是两个链条，经过复制就变成了两个新的 DNA 分子，而每个新分子的构成都是一个旧链条、一个新链条。就按照这样简单而严格的原则进行复制，我们的全部遗传信息就可以不停地传递下去。

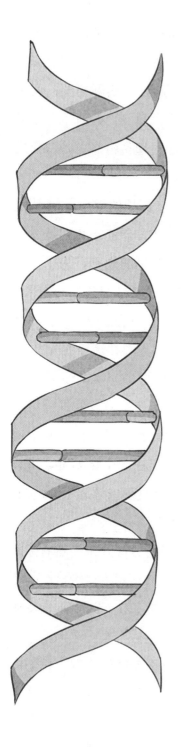

DNA 分子上的碱基配列顺序便是长长的编码，遗传信息就这样被记载下来。

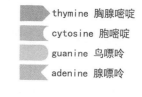

thymine 胸腺嘧啶
cytosine 胞嘧啶
guanine 鸟嘌呤
adenine 腺嘌呤

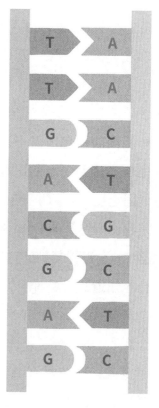

　　但是信息光传递下去还不行，它还要具备蓝图的功能，按照这个蓝图就能构建起我们的身体、承载我们的生命，这又是如何实现的呢？其实原理也很简单，既然密码子像字母，那么长度惊人的 DNA 链条就像一本内容丰富的书，我们的身体中还有另外一个机制，来读取、翻译这本"书"上的信息，并且按照这个信息来制造蛋白质分子，并最终构成我们的身体。

　　知道了 DNA 分子的结构和功能，我们就可以更清楚地认识众多的生命现象。比如，进化究竟是如何发生的？不难想到，DNA 的链条是如此之长，在复制的过程中难免会出现一些小错误，或者说出现一些变异，而这些变异最终会在制造生物的身体时体现出来，造成后代和父母之间的差异，也就是生物体的形态发生了变化。那么，这些变化是否可以被保留下来，继续传递给后代呢？达尔文提出的进化论给了我们答案。

　　达尔文指出，生物的整个演化过程有一个非常明确的标准，那就是"适应"，我们可以用简单的例子来说明这一点。假设几百万年前的非洲草原上有一群鹿，它们的后代大部分都和父母长得没什么区别，但是小鹿之中有一头发生了变异，它的脖子比其他兄弟姐妹长了一点点。如果是一般的年景，这样的变异也许并不会有什么影响，但是在干旱的年景里，这些鹿能吃到的食物开始变得稀缺，而这头脖子略长的鹿能够到稍微高一点的树叶，于是活了下来，它的兄弟姐妹则没这么幸运，最终死于这场干旱。

　　这个故事的结果是，之后这片草原上的鹿群还会继续繁衍，而它们都是这头脖子略长的鹿的后代，简单地说，这头鹿**适应**

了这个干旱的年景，而"脖子长"这个基因也就被传递下去了。大自然的残酷环境选择了具备能够生存下去特性的动物，这就是**自然选择**。同样的道理，某些物种的某些特性得到了人类的垂青，于是被人类驯化、饲养，这就是**人工选择**。而有些特性能帮助生物个体得到异性的垂青，也就让它获得了更多的繁殖机会，更有可能把自己的基因传递下去，这就是**性选择**。

可以说，对于 DNA 结构和功能的深入理解使我们更好地了解这个世界。那么，这是否也能让我们更好地理解自己的身体呢？当然。对于 DNA 的深入理解也加深了我们对于自己身体结构以及生理、病理变化的理解，其中特别容易引起我们重视的就是癌症的发生机制。

我们已经知道，DNA 在复制的过程中会出现错误，导致基因发生变异，这些变异有些会让我们更适应这个世界的环境，但也有一些会对我们的身体造成不利影响。在这些不利影响之下，有一些细胞具有了疯狂生长的能力，也就是癌细胞。正常细胞存在正常的生长分裂周期，它们的生长是有一定限度的，而癌细胞过于活跃，它们不停地复制、分裂，最终会把整个身体的养分消耗殆尽。

当癌细胞出现的时候，我们的身体并非束手无策，在我们感受不到的地方，其实经常上演着激烈的斗争，绝大多数具有癌变倾向的细胞都被消灭了。但是，正像我们生活在大自然里经历演化一样，一小部分恶变的细胞在我们的身体里也经历着演化过程，能够逃避或者说适应我们身体这个环境，最终呈现在我们的面前。

简单地说，只要我们还活在这个世界上，DNA 的复制就会不停地发生，而细胞产生恶变的可能性也就一直存在。只要有足够长的时间，总会有一些恶变的细胞适应我们身体这个环境，导致癌症的发生，这也让我们得出这样一个结论：导致癌症的最重要因素其实是我们的寿命，只要足够长寿就总会遇到这样的风险。从这个角度来说，癌症是演化带给我们的遗产，我们利用已经掌握的知识，可以尽可能规避癌症的发生，但是想要彻底消除癌症的风险，还有很长的路要走。

但不管怎么说，对于人体的认识越是深入，就越能帮助我们理解生命活动的过程，也让我们更理解自己和整个世界之间的关系。当我们从自己的身体出发，最终思考这样更宏大的主题时，或许也更清楚地明确了一件事，我们始终都是从自身出发去理解世界，正如 2000 多年前普罗塔格拉的那句名言所说：人是万物的尺度。

第4章
循环系统：强大的物流系统

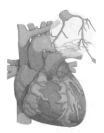

心脏和血管：运送血液的管道

血管是一条条血色长河，遍布我们全身，并构成一个完整的网络，或者说是一个功能极其强劲的物流体系。我们身体的每个部分随时需要消耗大量的能量，而为身体送来它所必需物质的正是这些血色的河流，可以说，血管就是我们的生命之河。当然，这些在我们身体之中的河流与大自然中的河流并不相同，毕竟真正的河流因地势而流淌，而我们血管中血液的流动依靠的是一颗无比强大的"泵"，也就是我们的心脏。

我们的心脏和自己的拳头大小相差不多，而在众多动物之中，猪的心脏和人的心脏大小最为相似，因此外科医生曾经尝试过把猪心移植到人体之中。当然，我们身体的免疫系统会识别这些外来的器官，并引起一系列严重且复杂的排异反应，但是科学家们从来没有放弃过自己的想象力和创造力。通过基因工程对猪心进行改造，让它更适应人体，成为如今新的研究方向。

这颗拳头大小的心脏为整个循环系统提供了动力，我们可以把它看作一个功能强大且极其耐用的泵。毕竟在我们出生之前，心脏就已经开始跳动，而且在我们的整个生命旅程中，心脏从来不会停歇。科学家和工程师费尽心力，也很难制造出能持续工作数十年的发动机，而在我们的胸腔之中，这颗小小的心脏早就实现了这个目标，不得不说这是大自然送给我们的神奇的礼物。

心脏的结构像是个有着 4 室 0 厅奇怪户型的房子，这 4 室就是心脏的 4 个腔，分别是左心室、左心房、右心室和右心房，这四个腔名字实在有些相似，每一个刚接触到的人都难免有些混淆，但是只要弄清楚它们各自的功能，也就不难分清了。首先要知道的是，心室的作用是把血液泵出心脏，它为血液循环提供了最重要的动力，既然要提供动力，当然需要发达的肌肉，所以构成心室的肌肉更为发达。而心房就不一样了，它们的作用是接收那些从外面回到心脏的血液，所以肌肉相对薄一些。

至于左、右的区别，跟我们循环系统的两个组成部分有关系。第一个部分是**肺循环**，血液从心脏流出，在肺泡里溶解大量的氧气，然后再返回心脏，这就是肺循环；第二个部分则是**体循环**，血液返回心脏之后，在心脏收缩的作用之下得到了动力，进而被运送到全身各处，其中携带的氧气被消耗之后再返回心脏，这就构成了第二个循环。

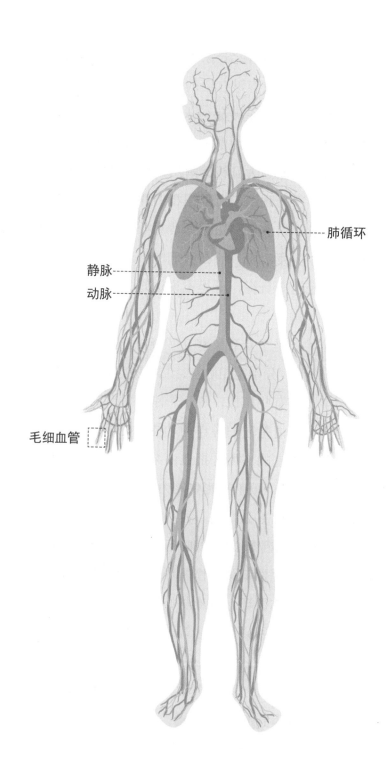

肺循环

静脉

动脉

毛细血管

很容易想到，肺循环的规模较小，所以又叫小循环，而体循环又叫大循环。既然循环有大小之分，所需要的动力当然也不一样。我们已经知道心室负责提供动力，给肺循环提供动力的是右心室，它需要提供的动力较少，给体循环提供动力的是左心室，它提供的动力相对较多。因此，我们就能很清楚地得出，心室比心房更有力，而左心室比右心室更有力。

了解了这些知识，我们的脑海中便已经形成循环系统的基本模式，血液循环周而复始、无始无终，为了表述方便，我们姑且从右心室开始。

右心室的血液氧含量较少，呈现出暗红色，被称作静脉血，这些静脉血从右心室出发，经过肺动脉来到肺，在肺泡之中和空气中的氧气充分结合，变成鲜红色的动脉血，之后经过肺静脉回到心脏的左心房，这个循环过程就是肺循环。

接下来，动脉血从左心房到达最有力的左心室，在左心室强大的收缩能力作用下，被动脉输送到全身的各个器官和组织之中，然后在那里经过狭窄的毛细血管。在这个过程中，动脉血中的氧被器官和组织吸收利用，动脉血变成了暗红色的静脉血，然后再由静脉运送回心脏里的右心房，这个过程就是体循环。之后，右心房的血液去往右心室，继续开始下一轮的肺循环。

整个过程很清楚，但也许会使人产生这样的疑问：为什么肺动脉里流的是静脉血，而肺静脉里流的是动脉血呢？想解释这个问题，我们需要知道动脉、静脉、动脉血和静脉血这四种东西是怎么区分的。刚才我们已经说过，区分血液的两种类型方法很简单，即按照含氧量来区别，含氧量高的是动脉血，含氧量低的则为静脉血。血管的区别却不是根据其中流淌的血液，而是由它们和心脏的位置关系来决定的，凡是把血液从心脏运出去的血管就是动脉，把血液运回心脏的就是静脉，跟里面流的是什么血并没有关系。正是这个原因，所以在肺循环里，动脉流淌着静脉血，而静脉流淌着动脉血。

但还有个问题：心脏不但会陪伴我们一生，而且会在这漫长的时间里昼夜不停地跳动，这种连续工作的负荷实在是太重了，心脏怎么承担得起呢？其实原因很简单，心脏毕竟分成了四个腔，它们并不是一起收缩、一起舒张的，而是有固定的节律。通俗地说，心脏的各个部分之间其实实行了"轮休"制度，虽然看起来心脏一直在跳，但是其中的每个部分都在轮流休息。而心脏的每个部分都收缩一遍就是一个**心动周期**，对于健康的人来说，摸自己脉搏的时候，每跳一下就是一个心动周期。

明白这个道理，还能解答我们另外一些问题，比如医生用听诊器听心跳，到底能听见什么？其实就是听我们心脏跳动的情况。别看脉搏跳一下就是一个心动周期，其实心脏的各个部分是分别跳动的，所以如果用听诊器去听，就能在一个心动周期里听到好几个心音。而且，这些心音是否正常，就能反映出心脏各个部位的功能是否正常，心脏听诊对身体完全没有创伤，却可以让训练有素的医生得以窥测我们身体之中的秘密。

从心脏的结构和功能上看，它的作用就是给血液循环提供动力。只不过，心脏每时每刻都在跳动，需要消耗大量的能量，自然也需要大量的血液来维持它的运行。心脏给全身供血，那么又是谁来给心脏供血呢？

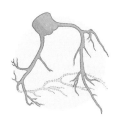

冠状动脉：为心脏供血

我们已经知道，血液循环包括被称为大循环的体循环，以及被称为小循环的肺循环。其实这两种循环之外，还有一种更小的循环，也就是**冠脉循环**，说起来它的功能也不复杂，就是心脏自己给自己供血。

给心脏供血的血管叫作冠状动脉，这个名称的来历十分有趣。冠状动脉全部在心脏的表面，毕竟心脏里面到处都是肌肉，没有给它们留下什么空间。假设我们把心脏上下颠倒过来，让它底面向上，这个时候再看冠状动脉的样子，如果能把它们完全剥离出来，那么这些细小血管的完整形态既像是一顶帽子，也像是一个花冠，这也正是冠状动脉这个名字的由来。

心脏最强有力的腔室是左心室，从这里泵出的血液会进入**主动脉**，而冠状动脉就是从主动脉发出，它没有继续前往身体其他部位，而是掉头回到心脏，为这个重要的器官供血。当血中的养料和氧分被耗尽之后，绝大部分血液会汇入右心房，进而到达右心室，参与到肺循环之中，而其中极小的一部分会流入心脏的其他三个腔室。

心脏要给全身供应血液，消耗自然也不小，这一点从冠状动脉的血流量就能看出来。别看成人的心脏重量只占体重的

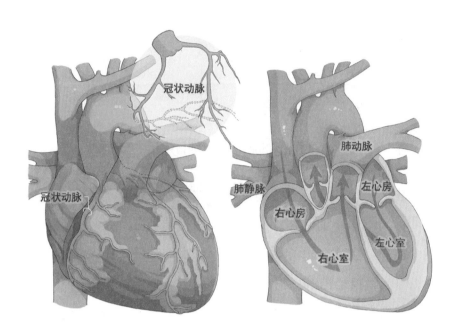

0.5%，但是冠状动脉的血流量却占了心脏输出血量的 4%～5%，这足以说明心脏消耗量之大，也从另一个角度说明了心脏在人体中的重要地位。

到这里我们已经知道，冠脉循环是血液循环独特的组成部分，而冠状动脉是给心脏本身供血的血管。那么我们很容易想到另一个问题，如果冠状动脉出了问题，是不是会让心脏受到严重影响，跳起来都没那么有劲儿了？当然。冠状动脉出现问题导致心脏发生疾病，这就是**冠心病**。但是问题又来了，冠心病的全称是冠状动脉粥样硬化性心脏病，粥样硬化又是怎么回事呢？

想要明白什么是粥样硬化，我们先要理解另外一个问题，为什么我们受伤出血后血液会自己凝固，然而它们在血管中流动的时候却不会凝固呢？这就要说到血液凝固的原理了。

血液之中存在着一系列和凝血有关的分子，它们被称作**凝血因子**，在正常情况下，它们不会导致凝血，可是当血管破裂、身体开始出血的时候，这些凝血因子就会被激活，经过一系列非常复杂的过程，产生**凝血酶**，而这些凝血酶则会导致血液中形成纤维蛋白。这些纤维蛋白形成网状结构，把血液里的各种

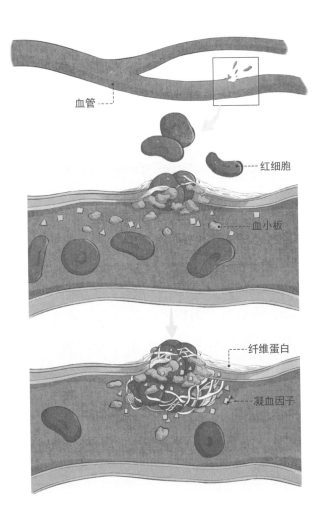

血管

红细胞

血小板

纤维蛋白

凝血因子

血细胞聚集在一起，包括**血小板、红细胞**和**白细胞**，如果出血部位是在皮肤上，我们就能看到该部位会迅速形成血痂。

凝血的详细过程很复杂，向来是折磨医学生的考试重点，但是对我们来说，只要知道一点：血管破损导致了凝血。很容易想到，启动凝血机制的关键就在血管里，当出现血管内皮损伤的时候，就会暴露出里面的结构，而其中的某些成分就会开启凝血的过程。于是我们很容易提出这样一个问题，当动脉的内皮受到损伤的时候，会发生什么呢？

发生的事情和凝血有些相似。当动脉的血管内皮受到缓慢损伤的时候，血液中的很多物质就会在这里逐渐堆积，其中包括脂质、复合糖类等，并且和凝血类似，也会有各种血细胞在这里堆积，进而出现纤维组织增生和钙质沉积，最终导致血管的弹性变差，动脉的供血能力受到严重影响。这个过程里会形成明显的斑块堵塞血管，由于斑块含有大量脂质而呈现出黄色粥样，所以被称作**动脉粥样硬化**。如果这个过程发生在冠状动脉并且导致心肌供血不足、引起心脏病的时候，就是冠状动脉粥样硬化性心脏病，简称冠心病。

明白了这个疾病名字的由来，我们也就知道了它的发病机制，而且知道一切根源都开始于血管内皮损伤，那么都有哪些因素会导致血管内皮损伤呢？首先就是高血压病，血压控制得不好，特别是忽高忽低波动大的时候，对血管内皮的损伤非常大；其次，血液中的某些物质含量过高也会有影响，比如血脂、血糖；再次，一些不好的生活习惯也会给血液增添负面因素，从而损伤血管内皮，比如抽烟、喝酒。很明显，知道了疾病的发

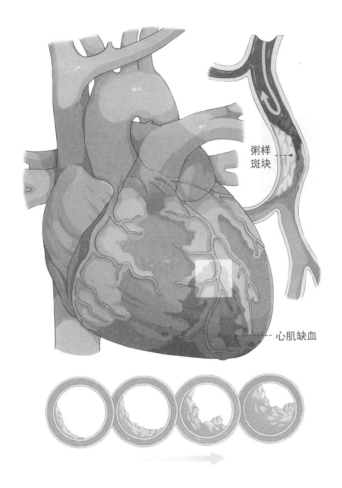

病机制，就知道哪些东西会引起疾病，那么尽量远离这些不利因素，自然也就是预防这种疾病的不二之选。

　　心脏藏在胸腔深处，被我们的身体给予了高度保护，我们无法直接看到它的情况，它也不会把自己的问题主动讲给我们听。那么对于冠心病，怎样才能发现它呢？心脏会用它独特的方式告诉我们。当心肌缺血的时候，病人会出现胸骨后、心前区疼痛，这种感觉虽然被描述为"疼痛"，但患者本人的感觉往往是"发闷"，像被一块砖头压住了胸口，范围一般有巴掌那么大。如果符合这些情况，那就很可能是**心绞痛**。病人只要安静休息，或者在舌头下面含一片硝酸甘油，这种疼痛持续五分钟左右也就缓解了。

为什么心绞痛的疼痛会是"发闷"的感觉呢？一般来说，身体比较表浅部位的疼痛会表现为锐痛，也就是类似针扎、刀割的感觉，出现这种疼痛的时候，我们可以非常清楚地指出疼痛的位置；而对于胸腹腔里的脏器来说，疼痛通常会表现为钝痛，这种疼痛引起的感觉是"模模糊糊的，附近一片都疼"，也让人不太容易指出疼痛的具体位置。对于心绞痛来说，当然是属于钝痛。

特别值得注意的是，心绞痛不光可能引起心前区疼痛，还有可能造成牵涉痛，引起其他部位的疼痛，比如后背和左侧上肢，甚至有可能表现为腹痛。所以中老年人，特别是本身已有高血压病、糖尿病的人千万不能掉以轻心，一定要听取医生的建议。心绞痛的特点是可以通过休息自行缓解，但是这已经提示心脏出了很严重的问题，如果病情继续发展下去，那就有可能形成更为严重的**心肌梗死**。

当出现心肌梗死的时候，病人会感到胸痛，和心绞痛的感觉十分相似，但是心绞痛可以自行缓解，心肌梗死就不一样了，如果得不到积极治疗，可是会随时造成生命危险的。如果你路过医院的急诊科，很可能会看到"胸痛中心"四个大字，因为包括心肌梗死在内的很多导致胸痛的疾病都需要尽快诊断、尽快治疗，而胸痛中心就是抢救这类病人的绿色通道。

商人会说时间就是金钱，但是对于医生来说，时间就是心肌，时间就是生命。想要挽救心肌、治疗心脏疾病，第一步当然是了解心脏病变的实际情况。那么，除了用听诊器听心脏跳动的声音，医生还有什么办法了解心脏内部的情况呢？

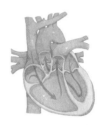

福斯曼：导管直通心脏

从冠心病的原理，我们已经大致可以想到预防冠心病的几个方法：远离烟酒，控制血糖、血脂和血压。但疾病总是让我们防不胜防，我们很难彻底远离冠心病的困扰。那么，当我们不得不面对冠心病的时候，在"胸痛门诊"的大门内，那些医生是否有技术来挽救我们的生命呢？当然有。

随着医学的进展，针对冠心病已经出现了经皮冠状动脉介入治疗（percutaneous coronary intervention，简称 PCI）。"经皮"就是字面意思，医生会经过确诊冠心病患者的皮肤，在动脉上扎进引导针。至于选择哪根动脉，当然是要选粗的，这样引导针才能更顺利地到达心脏，因此通常是大腿根部的股动脉，或者手臂上的桡动脉。

之后，医生会将一根极细的导管放进病人的血管里，并且一路向上，沿着各级动脉直到心脏，最终到达冠状动脉。然后，医生会通过这根导管注入造影剂，在 X 线的辅助下，就能非常直观地看到冠状动脉梗阻的严重程度。要知道，这项技术才是诊断冠心病的金标准，有些病人的症状虽然和冠心病很像，经过检查却发现其实不是冠心病，这种可能也是有的。只有在造影下看到血管堵塞，才能真正地确诊。

如果造影显示冠状动脉梗阻非常严重，管腔堵塞 90% 以上，那么医生会在这些狭窄的部位放上很小的支架，然后再用一个小气球把这个支架撑开，让它把冠状动脉堵塞的道路再次变得畅通无阻。总的来说，这种方法的原理并不复杂，就是用一个小小的金属网把冠状动脉狭窄的地方撑开，那么动脉梗阻的问题就被解决了。

但是别看原理简单，能熟练掌握这项技术的医生，每一位都经过无数磨炼，才练就这一身治病救人的好本领。如果我们回头看这项技术出现的历史，同样经过漫长的历程，才变得像今天这样成熟。想要从头了解这样一个波澜壮阔的故事，我们的目光还要回到一百多年前。

1895 年，德国物理学家威廉·康拉德·伦琴（Wilhelm Conrad Röntgen，1845—1923）正担任维尔茨堡大学的校长。虽然坐到了校长的宝座上，但他始终没有离开过科学研究的第一线。在这一年里，他发现了一种别人从来没有发现过的射线，并且将它命名为 X 射线，这项伟大的发现让伦琴在 1901 年获得了第一届诺贝尔物理学奖。

虽然伦琴获得的是物理学奖，但是他的发现对医学界的影响丝毫不在物理学界之下。有了 X 射线的帮助，医生就可以在不打开人体的情况下，了解人体内部结构的情况，这是个划时代的改变。虽然在此之前已经有了听诊器、检眼镜等仪器，医生能够在不伤害患者的情况下了解病情，但是在直观性和准确性方面，X 射线的出现让整个医学界都耳目一新。

有了 X 射线，医生只要给患者拍一张胸部 X 线片，就能清楚地看到心脏的轮廓和形状，这对于古代的医生是不可想象的神迹，如果病人存在心脏扩张这样的情况，在 X 线片上就能看得清清楚楚。但是医生对于检查手段的追求是永无止境的，有人想到了这样的问题：如果我们把能在 X 线下显影的液体注入心脏，然后再拍摄 X 线片，不就能把心脏里的情况看得更清楚了吗？这个人是谁呢？

伦琴获得诺贝尔奖三年之后，也就是 1904 年，一个叫作沃纳·福斯曼（Werner Forssmann，1904—1979）的德国人出生在柏林。福斯曼的叔叔是位医生，这让福斯曼从小就对医学产生了兴趣。长大后的福斯曼果然在大学中选择了医学专业，并且毕业后成了一名医生，这时的他终于可以施展自己的才华了。他在 25 岁的时候发表了一篇论文，其中记载了他为研究心脏的秘密而甘冒生命危险的故事。

1929 年的某一天，福斯曼切开了自己的肘正中静脉，然后将一根导尿管插到了静脉之中。第一次，他将导尿管置入了 35 厘米，第二次置入了足足 65 厘米，这个长度已经足以到达他的右心。之后他用 X 射线照射自己的心脏部位，清楚地看到了导管到达心脏的样子。在当时看来，这样的举动是危险甚至可以说是疯狂的，但是福斯曼克服了种种困难，坚持了自己的研究。

接下来，福斯曼要做的就是通过导管向心脏注入造影剂了，但遗憾的是，他一直没有获得成功。然而，就算是这样，他也已经取得了前人从未有过的成就，开创了向心脏内置管的时代。他之后的行医生涯可以说是一波三折，不但求职不顺利，还在第二次世界大战中成了战俘。幸运的是，二战结束之后，医学界终于想起了福斯曼的贡献，并且让他在 1956 年获得了诺贝尔生理学或医学奖。客观地说，虽然他还没有真正找到治疗冠心病的方法，但如果没有这份往自己心脏插管的勇气，也许这项技术还需要更长的时间才能造福人类，这份勇气配得上一个诺贝尔奖。

沿着福斯曼的足迹继续前行的是美国医生——迪金森·伍德拉夫·理查兹（Dickinson Woodruff Richards，Jr.1895—1973），以及法国医生——安德烈·弗雷德里克·考南德（André Frédéric Cournand，1895—1988）。这两位医生在纽约组建了一支专业的科研团队，在 20 世纪 40 年代开始继续福斯曼的研究。他们显然比福斯曼谨慎得多，先是进行了充分的动物试验，并且改进了相关的技术和器材，这才小心翼翼地在人体上开展了试验。

当年的福斯曼是单打独斗，而理查兹和考南德一来有完善的研究团队，二来得到了政府的资金支持，所以他俩能在福斯曼开辟的道路上不断前行，并且走得更远。这两位科学家发明了经过心脏导管注入造影剂，并且拍摄 X 线片的心脏造影技术，有了他们的成就，今天那么多心肌梗死的患者才得以从生死线上被拉了回来。因为理查兹和考南德的巨大贡献，他们二位在

1956 年和福斯曼一起分享了诺贝尔奖。

听了这些故事，你或许产生了这样的疑惑：从听诊器到心脏导管技术之间存在着巨大的跨度——听诊器出现于 19 世纪早期，而心脏导管技术在 20 世纪 40 年代才逐渐完善。在这大约 100 年的时间里，难道关于心脏的诊断技术就没有任何进步吗？当然不是，科学发展总是循序渐进的，在这百年的时间里，同样出现了检查心脏情况的实用技术，直到今天还被广泛应用。那么，这是怎样一项技术呢？

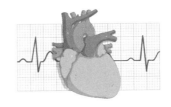

心电图：电信号透露心脏的秘密

我们已经知道，冠状动脉造影是诊断冠心病最准确的检查，但这毕竟是一项有创检查，不但要对患者进行麻醉，穿刺操作对血管会造成一定损伤，还有 X 射线带来的辐射。尽管目前这项技术已经很成熟，但风险毕竟还存在，因此，医生不可能让每一个胸痛患者都进行一次造影。对于医生来说，诊断和治疗疾病是目的，但在达到这个目的的过程里，如果还能尽量减少患者的损伤和风险，那就再好不过了。

那么，我们有什么方法可以对心脏进行无创的检查呢？你大概已经想到了，心电图不就是这样一种检查手段吗？可是心脏如同水泵，它和电又有什么关系呢？想知道答案，我们要再次回到心脏跳动的问题上来。心脏能够持续工作几十年甚至上百年的时间，很重要的一个原因就是，在每个心动周期里，心脏的各个部分会先后跳动，并不是整个心脏一起连续收缩，这样一来各个部分起码有了一些休息的时间。

也许你还想问，心脏这个"小机器"的结构实在是太精巧了，想要让它按照固定的节律跳动，那肯定需要非常复杂的控制系统才行。是的，心脏跳动正是依靠电流控制的。心脏是由心肌构成的，而心肌又分成两类：其中一类主要负责心脏收缩，叫作普通心肌细胞；另一类是特殊心肌细胞，它们主要负责发出电信号来控制普通心肌细胞的活动。那么，这些特殊心肌细胞在哪里呢？

心脏上有一个特殊的部位叫作**窦房结**，这里的特殊心肌细胞会按照固定的节律发出电信号，来控制心脏的跳动，它就是心脏的正常起搏点。当我们体检，查心电图的时候，如果看见**窦性心律**四个字，那就代表自己的心脏在发出电信号这件事上是正常的。

心脏在跳动的过程中需要电信号的指引，这些电流虽然极其细微，但总是能有微量的电流传到身体的表面。只要我们能监测到这些传到体表的电流，然后记录下来，就能间接地了解到心脏的电生理情况，这就是**心电图**。更重要的是，当心脏出现异常的时候，心电图也会随之发生变化，如果我们分别知道正常和异常的心电图是什么样子，也就能了解是否存在心脏疾病，以及疾病的严重程度。

巧合的是，心电图技术是在 1895 年被发明出来的，和伦琴发现 X 射线是同一年，而发明这项技术的人是荷兰医生和生理学家威廉·爱因托芬（Willem Einthoven，1860—1927）。爱因托芬出生在印度尼西亚，当时这里是荷兰的殖民地，因为父亲的去世，爱因托芬 10 岁时跟随母亲回到了荷兰，25 岁时取得医学学位，并且第二年就成为莱顿大学的教授。

莱顿大学不但有非常好的医学教育传统，而且在电学研究领域独树一帜，储存电荷的著名装置莱顿瓶，正是以莱顿这座城市的名字命名的，这些都为爱因托芬的研究奠定了良好的基础。在爱因托芬的研究之前，生理学家已经在电生理领域取得了很重要的进展，而爱因托芬要做的就是把心脏发出的微弱电流记录下来。

可是，来自心脏的电流实在是太微弱了，把它记录下来谈何容易，而爱因托芬居然利用弓箭解决了这个问题。他把一块石英固定在箭的尾部，并且把石英加热到融化的程度，之后开弓射箭，将融化的石英拉出一条极细的丝。但石英丝并不是导体，于是爱因托芬又在这条细石英丝上喷了雾化银，使它具备了导电的能力。

只不过，这条丝的直径只有 2.5 微米，细到了肉眼无法看见的地步，于是爱因托芬想到了另外一个简单而巧妙的方法，他用光源照射石英丝，使之形成影子，而影子可以被肉眼观察到。当微弱的电流通过时，这根石英丝就会剧烈抖动，形成可以被记录的图样，有了这根出色的石英丝，爱因托芬制造心电图机的想法终于实现了。

1901 年，也就是伦琴获得第一届诺贝尔奖的那一年，爱因托芬利用物理学界的成果，在心电图机中使用了更为灵敏的检测电流的设备，这让心电图更为敏锐也更为清晰，也使得这项技术真正获得了实用性，可以在临床工作中应用在病人身上。从此以后，医生就获得了一种有效且无创的心脏检查手段。

爱因托芬制造出来的最早的心电图机极其庞大，重达 272 千克，占据了两个房间，需要 5 个人操作才能运行。更麻烦的是，当时还没有合适的装置将电极和人体相连，因此需要测心电图的时候，受试者的手和脚需要泡在装满盐水的桶里。显而易见，当时进行心电图检查是一件麻烦事。更何况，这样的庞然大物当然不可能随时推到病房中给患者进行检查，于是爱因托芬和医院不得不铺设了长达 1.6 千米的电线，这样一来，病房里的患者才终于能进行心电图检查了。

当然，总这样也不是办法。1911 年，爱因托芬与一家英国公司进行了合作，这家公司的负责人叫霍勒斯·达尔文（Horace Darwin，1851—1928），是查尔斯·达尔文的五儿子。这番合作产生了令人惊喜的结果，笨重的心电图机迅速达到满意的瘦身效果，成了便于携带的台式机器。时至今日，心电图机已经成为医院里极为寻常的设备。

因为在心脏电生理领域的重要成就，爱因托芬获得了 1924 年的诺贝尔生理学或医学奖。也许你要问，既然已经有了心电图，它也能对冠心病作出诊断，为什么在爱因托芬得到科学界承认、获得诺贝尔奖的 5 年之后，福斯曼还要进行心脏插管的试验，去寻找更为准确的探究心脏奥秘的技术呢？不得不承认，心电图有其不足之处。

比如在冠心病导致的心绞痛发作的时候，心绞痛持续大约5分钟左右会自行缓解，只有在发作的这短短5分钟时间里检查心电图，才能观察到病情变化并作出诊断。但是病人当然无法准确预测自己发病的时间，自然也不会在发病之前就到医院等着进行心电图检查，在这种情况下我们很难捕捉到心绞痛患者的心电图。而冠状动脉造影则不同，它直达冠状动脉，有什么梗阻情况一目了然。

那么，心电图的研究者们会不会改进自己的技术，让心电图也能尽可能完善自己的功能，更好地捕捉到心脏的病情变化呢？当然。而且改进这项技术的原理很简单，普通心电图只是记录了短短几秒或十几秒的心电变化，只要我们连续记录心电图的变化，比如记录24个小时甚至更长时间，如果在这期间患者出现了病情变化，我们不就可以很容易发现了吗？这就是**动态心电图**。

发明动态心电图的是位美国生物物理学家，叫作诺曼·霍尔特（Norman Holter，1914—1983）。这位科学家在求学期间既学过物理，也学过化学，还学过医学，这样丰富的学术背景为他的研究提供了最好的支持。霍尔特在二战期间就曾经为海军服务，二战以后参与了美军的原子弹试验，并且担任过核医学学会主席。

霍尔特可以说是个精力充沛的研究者，在承担如此多的工作之外，他还研发了可穿戴的心电监测设备，并且在1962年进行了商业生产，毕竟只有量产才能让更多的患者受益。我们今天去医院进行 24 小时动态心电监测这项检查，使用的还是霍尔特发明的设备，而医生依然会把这种设备简称为 Holter。有了 Holter，医生就可以更好地对心脏的电生理进行监测，当然也就能更好地诊断心脏方面的疾病，并对治疗情况进行了解。

循环系统主要包括心脏和血管，我们已经对心脏有了很多了解，那么血管之中又藏着哪些秘密呢？

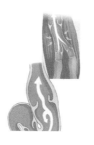

血管：有弹性的管道

其实我们已经知道血管分为三种，分别是动脉、静脉和毛细血管，也知道三种血管之中全都流淌着血液。但是古希腊人可不这么认为，他们曾经认为动脉里流淌的不是血液，而是空气，所以动脉的英文 artery 本义是"空气管道"。古希腊人有着敏锐的观察力，为什么他们居然看不见动脉里的血液呢？这还要从动脉的结构和功能说起。

动脉的管壁比较厚，而且有相对复杂的结构。最里面的一层是内膜，它很光滑，这样才能减少血流的阻力；中间一层比较厚，不但有弹性纤维、胶原纤维，还有平滑肌；而最外面的一层是由弹性纤维和胶原纤维组成的。在我们通常的概念里，管道就是管道，功能只是让血液顺利地从里面流过去罢了，但是在动脉的结构里，我们发现了肌肉成分和弹性极佳的纤维成分，也就是说这种管道非常特殊，它还能通过弹力和肌肉收缩为血液循环提供一部分动力。

正因为有了这样的结构，动脉才具有很强的弹性。特别是大动脉，因为大动脉中间一层的结构里肌肉比较少，而弹性纤维比较多，这使它的弹性变得更强。当心脏收缩的时候，大动脉会扩张，而当心脏舒张的时候，大动脉的弹性就开始发挥作用，它可以继续推动血液向前流动。对于中小动脉来说，中间一层的肌肉相对多一些，在神经系统的调节之下，中小动脉就能随时调整自己的管径，这样就能很好地控制血流量。

不管怎么说，动脉的特点就是有很大的弹性，所以也被称作**弹性血管**。如果想更直观地看到动脉的特性，不妨看看经常作为火锅菜品出现的黄喉，它其实就是动物的大血管。也正是因为动脉的这个特点，不管是人还是动物死后，其中的血液都会在弹力的作用下被驱赶出动脉。于是，古希腊人进行尸体解剖的时候，在动脉里是看不到血液存在的，他们就这样得到了错误的结论，认为动脉之中没有血液，这只是空气的管道。

而静脉和动脉完全不同，静脉的功能是把血液运回心脏。动脉里的血液刚从心脏泵出，流动速度快，而静脉中的血液已经经过了身体的各个器官和肢体末梢，在动力方面略显不足，流速自然较慢。流速慢了，自然需要更大的空间，因此在同一个位置相伴行走的静脉往往比动脉粗很多，静脉叫作**容量血管**。

既然功能是为了提供更多的容量，静脉也就不需要那么强的弹性，它的结构虽然也分三层，但是相对都很薄弱，各个层次之间也没有什么明确的分界线。

至于连接动脉和静脉的毛细血管，从名字就能看出来，它的特点是"细"。毛细血管粗细一般只有 6 ～ 8 微米，结构非常简单，通常只有一层细胞和基膜。但这种简单的结构遍布我们全身，除了牙齿、毛发、软骨和角膜等少数几个地方，哪里都有毛细血管的身影。毕竟，如果没有毛细血管，这些部位就没法得到必需的血液供应了。

我们可以这样理解动脉、静脉和毛细血管的关系。动脉刚从心脏发出的时候是最粗的，之后不断形成分支，就变得越来越细，到肢体末梢的时候，就逐渐变成最细的毛细血管。而毛细血管经过肢体末梢后，逐渐汇合形成静脉，细小的静脉进一步汇合，最终形成粗大的静脉，浩浩荡荡的血液就从其中返回心脏。也就是说，虽然我们人为地把血管分成了三类，但它们的结构其实是逐渐变化的，而且在这个过程中形成了一个完整的体系，亲密无间地完成共同的任务。

了解了血管，我们很容易进一步想到，人类是直立行走的，心脏又在身体偏上的位置，也就是说大部分血液从心脏出发之后是向下走的。这也意味着，血液在返回心脏的过程里，大部分是逆流而上的。如此多的血液在静脉里向上流动，它们受到重力的影响难道不会返流吗？人体有什么结构来保证静脉里的血液按照既定的方向流动呢？答案就是**静脉瓣**。

在前面的故事里，我们已经知道发现血液循环的是哈维，而在此之前哈维的老师法布里修斯已经发现了静脉瓣，但他并不知道静脉瓣的功能。事实上，静脉瓣是一种单向的活瓣，当静脉里的血液流动方向正确的时候，静脉瓣不会造成任何干扰。但如果它们有逆流的倾向，静脉瓣就会发挥自己强大的作用，在静脉之中如同坚固的水坝，阻止血液的逆向流动。

　　而这又会给我们带来新的问题。机器如果长期运行会磨损变旧，甚至有可能损坏，人体的结构同样也会受到损害。如果静脉的功能出现损伤，不能有效地把血液运送回心脏，那会出现什么样的问题呢？其实这个问题很常见，夏天大家穿上裙子或短裤的时候，我们经常会看到有些人的腿上有蚯蚓一般膨大的静脉，这就是静脉功能受损所导致的一种情况：**静脉曲张**。而出现在下肢的就是下肢静脉曲张，这种情况是怎么发生的呢？

　　其实，小腿上的静脉有的位置比较深，有的位置比较浅。深浅两种静脉是联系在一起的，就在我们脚踝的位置，也就是医生所说的足靴区。如果小腿肌肉经常用力，就可以有效地把浅静脉里的血液驱赶到深静脉里，而深静脉穿行在发达的肌肉之间，有肌肉的压迫是不会形成静脉曲张的。但是，如果浅静脉的血液没有有效进入深静脉，它的负担可就太重了，再长时间站立，就非常容易形成下肢静脉曲张。

　　对于教师、医生和厨师等很多职业来说，工作中需要长时间站立，他们也就常会受到下肢静脉曲张的困扰，好在我们可以从原理上对这种疾病进行预防。首先就是在走路和骑自行车的时候，一定要让小腿用上力，或者时不时做一下向后抬小腿的动作，这样就能充分发挥小腿肌肉的作用，让它们把浅静脉

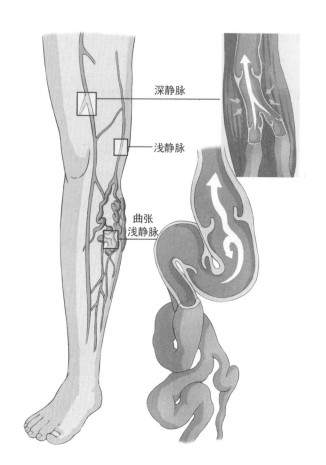

里的血液驱赶到深静脉里去。

　　如果工作的时候不方便做这些动作，那就有必要穿特制的袜子了，这种袜子包裹范围大，而且弹力十足，也能让血液乖乖去到它该去的地方。这种袜子现在也很容易买到，不过穿之前最好还是到医院的血管外科，在医生的指导下使用才更安全。如果你从事的职业需要长时间站立，千万别忘了关注下肢静脉的健康，毕竟它也是循环系统里必不可少的一部分。

第 5 章
神经系统：指挥部和电话网

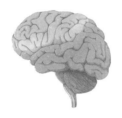

脑和脊髓：人体的指挥部

我们的身体拥有无比复杂的结构，而这些结构协调统一，能一起完成非常烦琐细致的工作，整个过程就像是一家规模庞大的工厂在紧张忙碌地运行。在我们活着的每一刻，身体都进行着这样的活动：胸部肌肉和膈肌通过运动改变胸腔的容量，使得空气进入肺。肺中有一个个叫作肺泡的小泡，空气中的氧气在这里进入血液。在此之后，血液之中的血红蛋白像货车一样，把这些氧运送到身体各处，这些氧在细胞之中发生复杂的化学反应，并且产生能量，从而维系我们进行正常的生理活动。

我们根据常识就可以想象到，那些大工厂一定需要专业的管理队伍才能正常运转。而我们的身体是大自然创造的奇迹，其精巧程度远远超过这个世界上存在的任何一家工厂。那么在如此精巧的机体之中，谁来负责对每一个细节的控制和操作呢？答案就是充满神秘感的神经系统。虽然科学家花费了无数的时间和精力，但至今我们对于神经系统仍不能算完全了解，这个莫测的系统之中依然隐藏着不为人知的秘密。

当然，对于神经系统的基本结构，我们已经有了很清晰的认识。神经系统可以分为两个部分，分别是**中枢神经系统**和**周**

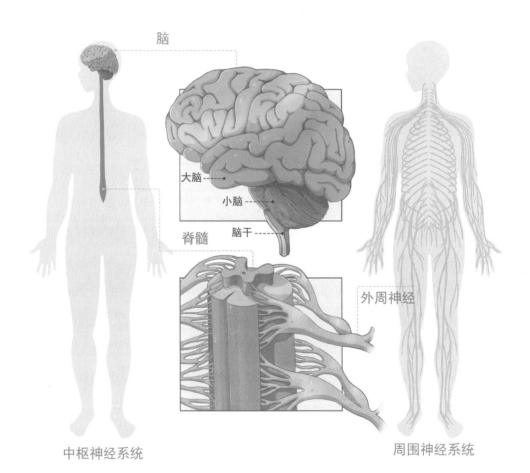

脑

大脑

小脑

脊髓

脑干

外周神经

中枢神经系统

周围神经系统

围神经系统。中枢神经系统包括**脑**和**脊髓**两部分，它们如同指挥部，负责接收来自全身各处的神经信号，并进行分析和处理，之后再把反馈结果传递到全身各处。而周围神经系统就像是功能强大的电话网络，这些神经信号会在其中畅通无阻地穿梭，为整个身体的协调运行贡献自己的力量。

这样的分类方法将神经系统泾渭分明地分成了两个不同的层级。但是在接受这种分类方法的同时，我们也必须清楚，这种人为的分类方法仅仅是为了让我们在认识和描述人体的时候更加方便。事实上，神经系统是一个完整的、不可分割的整体，整个系统的运行都是协调一致的，特别是在传递神经信号的时候，整个神经系统都要遵循相同的模式和规则。

只不过，就算我们把神经系统看成一个整体，其中的某个部分也显得特别重要，那就是脑。毕竟脑是否能正常运行决定了一件非常重要的事情，甚至可以说是我们生命里最重要的事情：我们是否活着。这个问题看似简单，但确实让医学界花费了无数的时间。

不知道多少年之前，我们的祖先发现，凡是能被称为"动物"的东西都有一个共同点，那就是心脏在不停地跳动。而脑被深深隐藏在颅骨之中，并且不会像心脏一样跳动，在日常生活中，我们观察不到脑是否在正常运行。千百年的时间里，心脏显得如此重要，脑却不能向人类展示自己的价值，重要性一直被大家所忽视，因此，心脏是否跳动，长久以来都是判断生死的标准。

但是随着科学发展，医生们有了越来越多的维持生命的手段，也造就了一个在自然界中不可能出现的生存状态：植物人。

在今天，就算不了解高深的医学知识也会知道，一些病人遭受了神经系统疾病的折磨，因此丧失了自主意识，但是在生命维持系统的帮助下，他们的呼吸、循环、泌尿等各个系统依然能正常工作。简单地说，这些患者的身体和器官全都活着，但是再也不会有自主意识，那么他们还能被称为是活着吗？

其实在 1968 年，美国的哈佛医学院就提出了**"脑死亡"**的诊断标准。按照这个标准，如果患者出现以下所有情况，而且在一定时间里经过反复测试、检查，结果一致、没有变化，那么就可以判定患者已经脑死亡。这些标准包括：患者出现了不会好转的深度昏迷、患者已经不能自主呼吸、脑干反射全部消失、脑电波消失。也就是说，当脑丧失功能、不再工作的时候，人的生命也就宣告结束了。

医学界所采用的脑死亡标准充分说明，脑是人体中极其重要的器官，甚至可以说是最重要的器官。换句话说，如果脑在工作，人就可以算是活着，反之人就可以被判定死亡。按照这样的标准，脑就像是人体这家工厂的主人，而其他所有的系统和器官都在为他打工，所有的生理活动都是在为了脑服务。

我们从另一个层面观察时，同样可以发现脑在身体中特殊而崇高的地位，那就是身体对于不同器官的保护程度。对于整个身体来说，四肢大概是最不重要的器官。尽管是它们使我们能四处活动，到达全世界的任何一个角落，但是如果缺少了四肢中的某一个肢体，我们依然能够存活在这个世界上。哪怕是在自然界中，我们也经常可以看到肢体残缺的动物。从这个层面来说，身体对于四肢的保护十分不足，坚固的骨头位于肢体的中央仅仅起到支撑作用，而对那些柔软的肌肉血管起不到任何保护作用。

　　腹腔的情况也没有比四肢好到哪里去。整个腹部，除了坚固的脊柱起到支撑作用，柔软脆弱的肠道仅仅有腹壁的保护，而构成腹壁的无非是肌肉、皮肤和脂肪等柔软的组织，在受到严重的外界创伤时，这些结构对于腹腔的保护显然是不够的。然而胸腔就完全不同了，毕竟这里是心脏的居所。心脏的重要性不言而喻，而在演化过程中，身体也为心脏构建了一所坚固的房间。这间房子由脊柱和连接在脊柱上的 24 根肋骨构成一个坚固的框架，而且骨头之间还有肌肉进一步加固。

　　纵观全身，只有中枢神经系统显得极其特殊。在正常情况下，脑静悄悄地藏在一个幽暗的角落，而这个角落是身体为它构建的一个完全由骨骼构成、无比坚固的**颅腔**。当然，神经信号毕竟要传输到身体各处，因此这个密闭的空间并非彻底密闭，颅腔下面有一个叫作枕骨大孔的圆孔，这是给脊髓留下的通路。脊髓虽然没在颅腔之中，但是它受到的保护足以和脑相提并论：一节节脊柱构成了一条坚固的通道，这几乎是个完全由骨头构成的空间，坚固程度不输颅腔，脊髓就在其中受到了最高级别的保护。

　　这么高标准的保护措施，充分显示了脑和脊髓的重要性。但是，有了这些保护就真的可以高枕无忧吗？

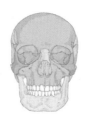

颅骨：利弊参半的保护

我们所生活的世界充满了风险，就算颅骨已经很结实了，也不可能做到万无一失。当外来打击足够大时，颅骨也难免有坚持不住的时候；而且颅骨不是一个正圆球形，各个部位的坚固程度自然不会完全相同，所以有些地方更结实，而有些地方相对薄弱，这和颅骨本身的结构有很大关系。

要说坚固，脑门是足以自傲的，因为这个地方有一个叫作**额窦**的结构。"窦"字的意思是洞或者凹陷下去的地方，顾名思义，额窦就是在额头这个位置的骨头上，形成了一个由骨头构成的空腔，它的范围大致就是我们俗称"脑门"的这个位置。由骨头形成的腔隙，也就意味着这个位置是两层骨头夹着一个缓冲带，自然非常坚固。而后脑勺这个位置就不同了，这里只有一层骨头，也就没有额头那么坚固，在受到外力打击的时候，更容易出现损伤，对其中保护的脑造成伤害。这就是为什么摔倒的时候后脑勺着地更危险。

不过头部还有一个更薄弱的地方，这个位置是额骨、顶骨、颞骨和蝶骨四块骨头连接的地方，这几块骨头相互连接，形成了一个 H 形的缝，在解剖学上称为**翼点**。这个地方不仅薄弱，下面还有一条血管经过，所以受到打击的时候还有可能造成大

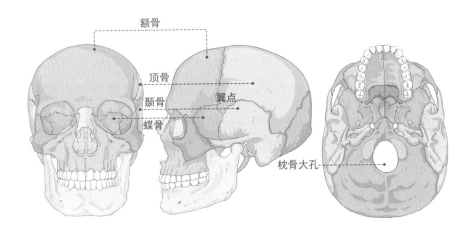

额骨

顶骨
颞骨
蝶骨
翼点

枕骨大孔

量的出血，严重情况下还会危及人的生命。这个翼点所对应的
位置其实就是我们俗称的**太阳穴**，做过眼保健操的人想必都不
会陌生。

　　可见，颅腔虽然很结实，但也远远没达到刀枪不入的程度，
而且它本身的结构上存在一些缺陷，就更是形成了明显的弱点。
更何况在某些情况下，就算颅骨没有被打破，同样有可能对脑
造成损伤。假设我们在一个不锈钢做成的盒子里放一个鸡蛋，
然后使劲晃动盒子，鸡蛋当然有可能被磕破。这个试验的本质
是在一个坚固的结构里放置一个脆弱的东西，在巨大的冲击下，
坚固的外壳本身也会对置于其中的东西形成伤害。

　　同理，位于颅腔之中的脑在遇到同样的情况时，也有可能
出现损伤，这就是脑外科医生所熟悉的对冲伤。所谓对冲伤，
指的是在头部受到外力冲击的时候，和受力部位相对的另一侧
的脑组织受到损伤。比如说，当某个人不留神摔倒，而且后脑
勺着地的情况下，只有一小部分伤害来自受力部位，而大部分

伤害是在大脑前方，也就是大致位于脑门这个位置的脑组织。这也进一步解释了为什么后脑勺受伤是很危险的事情。当然，不同位置受力时对冲伤的情况不同，这就是脑外科医生需要关心的问题了，对于我们来说，不管脑袋的什么位置受打击都是要避免的事情。

现在我们知道，颅骨对大脑形成了严密的保护，但还不是那么尽善尽美。而在某些极端的情况下，"颅骨很坚固"这个特性本身还会对大脑造成伤害，这又是怎么回事呢？我们知道身体在各种异常情况下都有可能出现水肿，如果水肿发生在四肢这些表浅的位置，而且不太严重，只需要冷敷或热敷，等着它慢慢消肿也就完全可以了，毕竟肿胀的组织外面就是广阔的天地，这样的肿胀不会压迫身体的其他部位。

可是对于脑组织来说，情况就完全不同了。颅腔的容量是十分有限的，只有保持相对稳定的压力，脑组织才能正常运转。可是在发生某些疾病的情况下，大脑里的压力增加了，此时的颅腔不再是保护脑组织的屏障，反而成为关押它的囚笼。比如在脑出血的情况下，颅内压会急剧升高，脑组织无处躲藏，只能像真正的勇士一样，直面惨淡的人生，正视淋漓的鲜血。

既然脑组织受到了巨大的压力，而且逃不出颅腔，它就只能在颅腔内受到各个方向的挤压。虽然颅腔是一个相通的大空间，但其中也大致分隔成了几个小区域，这些被挤压的脑组织就会被迫移位到其他区域，这就形成了一种极为凶险的情况——**脑疝**。所谓疝的意思是，器官和组织离开自己本该待着的地方，去了不该去的地方，而脑疝就是脑组织被挤压到了颅腔里不属于自己的地方，在这个过程里，脑组织会受到强烈的牵拉，这种情况造成的损伤真是可想而知。

这种情况应该怎么治疗呢？首先可以选择的办法就是用药物消除脑水肿，消除水肿自然能够减少压力。医生常会选择一种叫作甘露醇的药物通过快速输液的方式使用，效果十分显著。也许你听说过甘露醇这种药物的名字，这并不奇怪，冬虫夏草的重要成分之一就是它，这种东西在冬虫夏草体内时是千金难买的神药，但是在医生的手里，它就是几块钱一大袋的常用药物。

其实类似的情况也有可能发生在心脏。包裹心脏的是一个叫作**心包**的结构，它并不像颅腔一样坚固，但至少也是一个结实的"袋子"，当出现心包积液的时候，这个袋子里的压力会变得越来越大，最终压迫心脏使它不能正常工作。这就是会让医生万分紧张的心包填塞。遇到这种情况，医生会尽快进行心包穿刺，排出其中的积液，这样才能挽救患者的生命。

问题是，心包可以穿刺，而颅腔如此坚固，它也可以进行穿刺吗？可以。千万不要小看神经外科医生的创造力和动手能力，以及他们毫不逊色于木匠的臂力。如果药物治疗效果欠佳，那么神经外科医生会钻开患者的颅骨，排出颅腔中的液体，从而最直接地起到减压的效果。

假如这样做的效果还是不够，神经外科医生还会进行去骨瓣减压的手术，只要去掉患者的一部分颅骨，自然也就给水肿的脑组织留出了足够的空间，水肿消退之后，再用钛合金支撑的金属板重新修复颅骨就可以了。不得不说，随着外科学的进步，很多在古代不可想象的技术，如今已经是医生的日常操作。

如果以上操作是神经外科最简单的手术，那么这些医生所进行的复杂手术是什么样子的呢？为了进行这些手术，他们是否需要对神经系统的结构进行更为深入的了解呢？

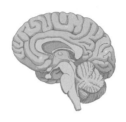

脑和神经：会思考的电话网络

如今的神经外科医生不仅能进行去骨瓣减压手术，还能进行更多更复杂的手术，这一切都来自他们对于脑的结构和功能的深入了解。那么，脑这个神秘的器官究竟是什么样子呢？

从解剖学的角度来讲，脑由**端脑、间脑、小脑、中脑、脑桥和延髓** 6 个部分组成。这个划分方法清晰准确，对于医生很重要。但对于普通人来说，我们可以用更简单的方式来了解脑的结构。中脑、脑桥和延髓合称脑干，而端脑也被称作大脑。这样一来，脑的结构就被简化成了**大脑、间脑、小脑和脑干**。

我们最熟悉的可能就是大脑。我们包括思维和意识在内的所有高级神经活动都是通过大脑来完成的，也就是说我们认识世界、适应世界、改造世界的一切活动都是在大脑的指挥下进行的。前面提到以脑死亡作为评判生命是否延续的标准，事实上就基于大脑的这些高级功能。或者说，当这些功能丧失之后，

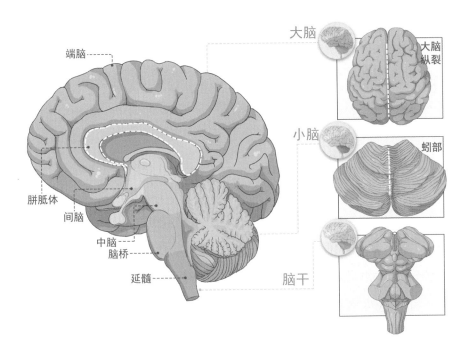

作为人存在的意义也将随之消失。

　　大脑的中间有一条沟被称为大脑纵裂，这条沟将大脑分成两个半球。大脑纵裂的底部有胼胝体，它将左右脑连接到了一起。这样的结构使我们的左右脑既可以各自完成一部分工作，同时相互之间又建立起紧密的联系。控制我们的思维、感觉、语言和书写等一系列功能的区域，全都位于大脑上。

　　如果这些部位出现了出血或者梗死，那么这个区域所对应的功能就会受到损伤，这也是为什么我们会在这一类患者身上看到损伤导致相应的症状。而神经专业的医生在对患者进行检查时，往往让患者尝试各种复杂的动作，这些检查的目的正是要从患者运动中的异常去推测，究竟是大脑中哪个部位出现了病变。

　　小脑位于大脑的后下方，也和大脑一样结构对称，它的正中间有一个纵贯整个小脑的结构，形状像蚯蚓一样又细又长，因此叫作**蚓部**。蚓部的两边，各有一个膨出的团块状结构，这就是小脑的左右两个半球。小脑半球上还有很多横沟，这些横沟把小脑分成了很多个不同区域。

　　在整个神经系统之中，大脑的功能是最为重要的，但是小脑的作用同样不能被忽视。尽管它的体积远远不如大脑，也不会对我们思考问题有什么帮助，但是小脑能协调我们整个身体的活动，其中对我们日常生活最重要的一项功能就是协调平衡。试想一下，如果我们不能维持正常的身体平衡，那么就连直立行走都将成为奢望。如果我们不能站立在地面上，又怎么能够生活呢？

　　每每看到那些在狭窄的平衡木上做出高难度动作的体操运动员，都不免感慨，她们的小脑功能一定极其发达。当然，电影里的那些大侠不但能飞檐走壁，还能做出很多违反物理定律的武术动作，他们或许已经超越了人类的极限，他们的小脑也超越了应该具备的能力。大概最厉害的神经科医生也无法解释这个现象。

　　毫无疑问，大脑和小脑都具备极其重要的功能，和它们相比，脑干这个结构似乎没有什么存在感。脑干在大脑下方，和脊髓相连，是大脑、小脑和脊髓相互联系的通路，它的形状很不规则，大致可以算是柱状，但是粗细很不均匀。乍一看，脑干不但体积不大，样子也不太吸引人，从位置上看，它似乎又只是个连接大脑和脊髓的结构。然而，事情并不是这么简单，其实脑干的作用极其重要，从某种程度上说甚至比大脑和小脑加起来都重要。

脑干之中存在着很多重要的**反射中枢**，这些中枢的作用是调节循环、呼吸、吞咽和呕吐等生理活动。这样的描述似乎略显呆板，换个简单的说法会让我们更直接地认识脑干的价值：我们的心脏能跳、肺能呼吸，这些对维持生命来说最基本、最重要的生理功能都是由脑干控制的；如果脑干罢工了，我们身体中最重要的那几个器官都会罢工。

也就是说，脑干是整个人体后勤保障工作的总指挥，如果总指挥出了问题，那么其他一切问题都无从谈起。正是这个原因，当病人出现脑出血、脑梗死的情况时，医生会根据 CT 和磁共振的结果评估病情的严重程度，如果病变发生在大脑，则有可能影响患者的某些功能，比如影响了说话功能而造成失语，但如果病变发生在脑干，可就要考虑到死亡这个最严重的结果了。

和脑干相连的是脊髓，它的形状像一个圆柱体，但是前后稍微扁一点，粗细也不均匀。脊髓最下方的部分形成了一个圆锥形的结构，被称作**脊髓圆锥**。脊髓非常柔软，它被深深地隐藏在椎管之中，并在最上方通过枕骨大孔和脑连接在一起。脊髓发出**脊神经**，这些脊神经一共有 31 对，从椎管存在的孔洞之中穿出，然后逐渐分散开来，形成具有不同层级的周围神经系统。它们分布到身体的各个角落，像电话线一样，把中枢神经系统发出的信号传递出去，从而实现对全身的控制。同时，身体各处的感觉也会经过这些神经被层层传递，最终回到大脑。

可见，神经系统的功能是向两个相反的方向传递信息。按

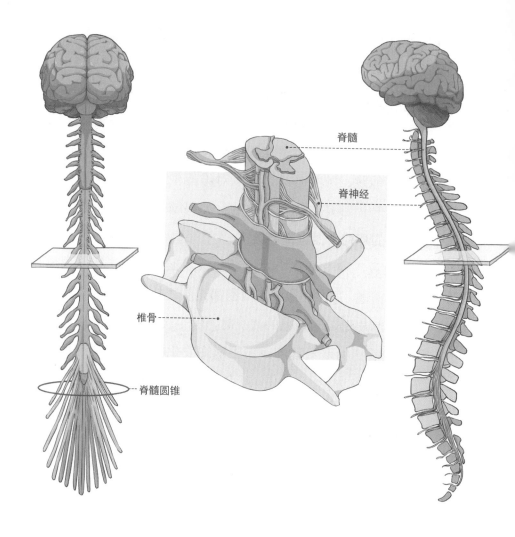

照这个思路，神经可以分成两种，第一种是中枢神经系统控制身体器官发生运动，称为**运动神经**，第二种是周围神经系统把神经信号传回中枢神经系统，从而产生感觉，这一类称为**感觉神经**。

我们日常的一切活动都是在神经系统的调控之下完成的，比如当我们的手指被针扎到，手指就会把神经信号传递出去，经过神经的逐级传导最终到达脊髓。脊髓会迅速作出判断，并且下达一个命令，也由神经系统逐级传回去。收到这个信号之后，我们会迅速把手缩回来，离开锋利的针头。这个过程就是缩手反射。

你大概注意到了，这个过程里并没有脑的参与，这种简单的反射是脊髓就能处理的事情，这也是为什么脊髓和脑一样，都是中枢神经系统的一员。另外，被针扎缩手只是一瞬间的事情，但就在这么短的时间里，我们的神经系统其实已经运行了一个完整的工作流程，它们还真是一群高效的家伙。

可以说，尽管我们至今还没能完全揭开神经系统的秘密，但已经做得很不错了。那么，在认识神经系统的过程中，又发生过哪些有趣的故事呢？

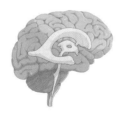

灵魂的居所：古希腊到文艺复兴

在医生的眼里，神经系统虽然对人体十分重要，但毕竟也是人体的一部分，是一系列可以被科学认知的器官。这件事说来简单，却是科学家花费了上千年时间才得到的结论，实属来之不易。

　　人脑的样子看起来并不起眼，只不过是一个重约 1.4 千克、灰色的、布满沟壑的半球体，乍一看很像是一团果冻。但就是这样一个貌不惊人的器官，却主宰了我们的生命，就连那些我们无法控制的、充满无限可能性的梦境，也全都不过是脑中神经信号活动的结果。

　　尽管大脑如此重要，但是在科学的萌芽刚刚诞生之时，并没有人意识到大脑是一个重要的器官。在 2000 多年前的古希腊，哲学家开始用理性的思辨认识世界，而认识世界的第一步，就是认识自己、认识自己的身体。于是哲学家提出这样一个问题：人类和动物有什么区别？在他们看来，人类能够进行有理性的思考，这就是最大的区别。那究竟是什么让我们具备了这样的能力？哲学家认为这是灵魂的作用。灵魂这个东西看不见摸不着，哲学家们并不知道在人体之中灵魂究竟居于何处，他们只能通过想象和猜测去探究灵魂的秘密。

　　柏拉图认为灵魂分为三部分。第一部分负责欲望，位于人的下半身；第二部分负责勇气，当我们面对危险的时候，心脏就会在胸腔里急剧跳动，因此这部分灵魂位于心脏；而最重要的第三部分负责认知和思考，柏拉图认为这部分灵魂位于大脑，在这一点上，他和医圣希波克拉底保持了一致。

　　柏拉图认为现实世界不够完美，在现实世界背后，还有一个完美的理型世界，而哲学家的任务是去了解这个理型世界，之后才能更好地认识现实世界，也就是说，那个虚幻的世界才是知识的来源。但是柏拉图的学生亚里士多德恰恰相反，他认为所有的知识都应该存在于现实世界里，我们应该相信自己的眼睛，去大自然中寻找。这对师徒对于认识世界、获取知识的看法完全不同，而这两种观点之间的争论也持续了很久，成为科学领域中重要的话题。

正是因为对于知识的来源有着完全不同的认识，所以亚里士多德采取了完全不同的方式——用观察和实验的方法研究人体。亚里士多德发现，心脏感受到兴奋的时候会加速跳动，而且心脏被刺穿的时候人一定会死亡，但是如果头被打破，人却有可能继续活着。他还进行了动物实验，他把动物的大脑暴露出来然后进行触碰，这并没有让动物产生什么反应。经过这些观察和实验，亚里士多德得出结论：心脏比大脑重要得多，这里才应该是灵魂的居所，而大脑只能承担一些很低等的任务，它唯一的作用就是使血液冷却。不得不说，亚里士多德的方法很好，但是受当时的科学发展水平所限，所以只能得出错误的结论。

在希腊化时代，亚历山大成为科学的中心，希罗菲卢斯进行了大量人体解剖。通过这些实践操作，他发现并命名了神经，而且已经发现这些细小的神经形成的网络布满人体。希罗菲卢斯是在现实世界里发现知识，秉承的正是亚里士多德的方法，但他得出了不一样的结论。希罗菲卢斯发现这些细小的神经最终所汇聚的部位并非心脏，而是大脑。他精确地把神经的起源定位在脑和脊髓，并且将它分成了两类：感觉神经和控制神经。前者传导感觉，后者控制运动。

在之后的古罗马时代，盖仑同样不能进行人体解剖，但他对大量的动物进行了解剖，并且利用动物的解剖结构来推测人体的结构和功能。在他看来，打开动物的颅腔之后，里面似乎看上去很空。毕竟大脑里布满了沟壑，还有一些很大的空间被称作脑室。盖仑认为这些脑室正是精神的居所，其中充满了神圣的、被称作普纽玛的气体。对于大脑来说，掌管思维的崇高能力再次回到了自己手中，但是将其归功于脑室，却是一个错误。不过盖仑纠正了亚里士多德另外一个错误，也就是大脑的功能只是给血液降温，盖仑认为大脑离心脏实在是太远了，如果需要将血液冷却，它应该紧邻心脏才对，现在这样的结构实在不合理，因此是错误的。

非常难得的是，盖仑不仅指出了大脑的重要性，而且对周围神经系统也进行了研究。他曾经解剖了一头猪，并且把猪的喉神经分离暴露出来，这头猪因为疼痛不停尖叫。盖仑拿起手中的刀，切断了这头猪的喉神经，尖叫声戛然而止。这个实验充分说明，发出声音不仅需要有声带，而且需要喉神经来进行控制。在古罗马时代，盖仑就能使用实验的方式来证明周围神经系统的功能，可以说难能可贵。

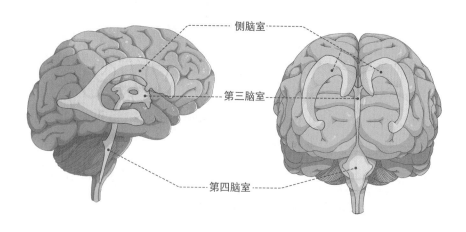

当然，盖仑认为脑室是大脑高级功能的决定性因素，这种思想影响了整个中世纪。之后的学者为了进一步解释大脑的功能，臆想出很多脑室，在 15 世纪中叶的一本书中，大脑甚至被画出了 10 个脑室。

在文艺复兴时期，较早进行人体解剖学研究的是艺术家达·芬奇。他把颅腔作为模具，然后从一个小孔向里面注入融化的蜡，当蜡完全凝固，他就得到了脑和脑室的模型。不过，虽然进行了这样的研究，达·芬奇对神经系统的认识却依然秉承着古希腊、古罗马时代的理念。他在大脑结构的研究上开了一个好头，但是并没有深入，我们也不应因此而苛责这位艺术大师，毕竟他对人体解剖学的研究都是为了艺术创作服务的。

真正启动大脑结构研究的是维萨里。他在尸体的耳朵上方水平切开了头颅，这样既不会对重要组织造成严重损伤，又能清晰地展示脑室的结构。他看到大脑的偏上方有两个**侧脑室**，它们左右对称并向两边延伸，而且向下分别形成一个半圆。之后，维萨里发现在中央偏下的位置，还有**第三脑室**，以及位置更低的**第四脑室**。这就推翻了盖仑的结论，因为盖仑毕竟只做过动物解剖，他认为脑室只有三个。

更重要的是，维萨里发现脑室中只有一些清澈的液体，这就是我们今天所知的**脑脊液**。维萨里觉得这些液体怎么看也不像能思考的样子，于是得出了一个重要推论：这些空荡荡的脑室并不是思维的居所，而围成脑室的脑组织才是主角。但大脑运转的机制是什么样的，却不是维萨里所能解决的，毕竟他工作的重点是正确地描述出人体的结构。对于生活在 16 世纪的科学家来说，这已经是了不起的贡献，至于大脑其余的秘密，只能留待后来人探索了。

那么，这些后继者又有什么发现呢？

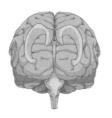

思考的器官：科学眼光看大脑

17 世纪著名的哲学家笛卡儿（Descartes，1596—1650）认为，我们生活在一个有形的、客观的世界中，这个世界上的每一样东西都是实实在在存在的。但是这些实际存在的物体之外，还有一些虚幻的东西，比如我们的思维无质无形，但又存在于这个世界上。从本质上说，它们一个存在于物质世界，一个存在于思维层面，本来就不应该有什么联系。但是根据人们的实际经验，它们又确实会相互产生影响。比如说，我们想喝水的时候，会伸出手端起水杯，这不就是虚幻的思维影响到了现实世界吗？这种影响是怎么产生的呢？

为了解决这个问题，笛卡儿开始关心起解剖学，特别是对大脑结构进行了深度研究。在笛卡儿眼里，灵魂是神圣的、统一的、不可分割的，既然不可分割，那么灵魂在大脑里的位置肯定独一无二，而不是那些成对的结构。一番寻找之后，笛卡儿发现一个形状像松果、大小像豌豆的东西，它就是**松果体**。笛卡儿认为松果体就是灵魂和身体交会的地方，也一定是大脑里最重要的结构，只不过按照我们今天的知识，笛卡儿无疑是错了，松果体其实是调节睡眠的生物钟，虽然重要，但还没有那么重要。

英国医生托马斯·威利斯（Thomas Willis，1621—1675）同样生活在 17 世纪，对于大脑功能的研究，他的贡献远远超过笛卡儿。笛卡儿研究大脑是为了解答自己的哲学问题，而威利斯则是从解剖学和神经科学的层面出发，单纯地想要弄清楚大脑的作用。在研究的过程中，威利斯敏锐地发现，人类的大脑皮层非常发达，如果按照大脑和身体的比例，人类则远远超过其他物种。而大脑皮层中的那些沟回很像是存放工具的抽屉，这些抽屉里一定贮藏着我们人类的经验和智慧。

威利斯生活在 17 世纪的伦敦，正在此时此地，哈维提出了血液循环理论。受到哈维的启发和影响，威利斯认为大脑之中可能也存在着一个循环，而且这个循环不需要心脏那样强有力的器官来提供动力。这一点他说对了，在我们的颅腔和椎管里，维萨里所发现的脑脊液确实也存在循环，每个人体内有 90～150 毫升，它们的存在能为我们的中枢神经系统提供缓冲、保护和运输代谢物的作用。

但重要的是，威利斯继承并发展了维萨里的观点，维萨里认为充满脑脊液的脑室不会是灵魂的居所，而威利斯坚持了这个观点，他也认为脑才是真正有用的东西，充满脑脊液的脑室等结构不过是排放垃圾的下水道而已。而威利斯还有另外一项更加重要的发现——大脑实质上是思维的主体，而思维是复杂的，可以被分成很多种形式。既然如此，大脑应该可以被分为不同的区域，每一部分区域负责不同的功能，于是威利斯开创了**大脑分区学说**，每一个大脑的每一个不同分区都对应着大脑所负责的不同功能。

17世纪的哲学家和解剖学家费尽所有的努力，也做出了重要贡献，但在这个时代里，对于大脑的研究到此已经陷入瓶颈。想要取得新的进展，则需要其他学科基础知识的发展，才能进一步促进对于神经系统的认识。

18世纪，电学得到突飞猛进的发展，特别是意大利医生和生物学家伽伐尼（Galvani，1737—1798）观察到一个奇怪的现象。为了进行某个实验，他从青蛙的腿上剥离出带有神经的肌肉，不料在给青蛙剥皮、游离肌肉标本的时候，一位助手正在旁边拿着刚刚购置的起电机制作电火花，而伽伐尼的同事正好拿解剖刀碰到了青蛙的神经，在这个充满巧合的时刻，青蛙的腿抽动了一下！伽伐尼预感到，这个出自种种巧合的现象并不那么简单，于是他重复了这个实验，结果发现只要条件具备，那么相同的结果总是可以出现，也就是说青蛙肌肉的抽搐并不是偶然，这说明神经和肌肉会对电流产生反应。

之后，伽伐尼又进行了一系列实验，并且最终证明是电流在神经中运动，让生物的机体产生感觉并控制全身肌肉的活动。在这样的基础之上，伽伐尼提出了大脑的新功能——它就是人体的发电站。大脑中产生电流，之后有节奏地从周围神经系统传导到全身各处，这样就给全身的器官传达了命令。为了证实伽伐尼的观点，一些医生做了更为极端的实验，他们给死刑犯被砍掉的头颅通电，而这些头颅真的出现了表情变化。但是这也仅仅再次证明神经系统会对电流产生反应，并没有什么实质性的进步。

时间到了 19 世纪中期，德国对医学教育进行了重大改革，强调科研是医学高等教育之中不可或缺的组成部分。影响了一个时代的解剖学泰斗约翰内斯·穆勒就生活在这个时代。关于他的名字，我们并不陌生，提出并完善细胞学说的施莱登、施旺和微耳和都是他的学生。穆勒认为，这个时代已经具备了研究生物电的基础，是时候开始了。1841 年，穆勒指导自己的学生对青蛙的电流进行深入研究，这名学生叫作埃米尔·杜布瓦 - 雷蒙（Emil Du Bois-Reymond，1818—1896）。雷蒙是个非常合适的人选，在此之前研究青蛙电流的人，要么不懂物理学，要么不懂生理学，而雷蒙对这两门学科都十分精通，可以说由他来开创这项研究真是再合适不过了。

作为一个精通物理学的人，雷蒙对当时使用的电流测量设备进行了改进，极大地提高了这种设备的灵敏度。在此之前的生理学家虽然观察到了生物会对电流产生反应，但是并不能真正测量其中电流的强度，而雷蒙利用自己的仪器，确定地观测到了神经之中的电流，不得不说这是个质的飞跃。因为雷蒙的实验将物理学和生理学联系到了一起，也由此真正开创了今天的电生理学。

同样是在 19 世纪的德国，弗朗茨·约瑟夫·加尔（Franz Josef Gall，1758—1828）医生对于认识大脑也做出了新的贡献。

他对大脑的纤维结构进行解剖，并彻底追踪它们的走向。经过这些解剖研究，加尔进一步加深了对于神经系统的认识，他发现中枢神经系统虽然是相互连贯的，但是脑和脊髓无论从结构到功能都是不同的东西，脊髓并不是脑的延续，而是有自己独特的功能。加尔还确定了小脑的功能是控制平衡，大脑则拥有掌管思维等高级功能。

从这个时候起，科学界总算建立起对于神经系统功能的基本认识，而从加尔医生的发现到现在，科学家们更是孜孜以求，揭示了关于神经系统的更多秘密。不得不说，直至今天，医生所掌握的每一点关于神经系统的知识，都是在漫长历史中由无数伟大的科学家逐渐发现并薪火相传的宝贵礼物。

第6章
消化系统：提供营养的生产线

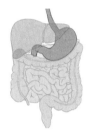

上消化管：做好吸收营养的所有准备

在生命里的每一刻，我们都需要能量、营养和氧气。如何利用氧气是呼吸系统的职责，而吸收能量和营养的任务就落在了消化系统的身上。漫长的人类历史中，我们的祖先不断尝试把各式各样的食物填进嘴里，托付给消化系统，并希望这些食物拥有丰富的营养和出色的口感。

我们从未停止过寻找新食物这项事业。而在逐渐适应种类如此丰富的食物的同时，我们的消化系统也因此演化出复杂的结构和功能。只不过，消化系统虽然无比复杂，但在本质上只有两个部分。第一部分是一根粗细极不均匀的管道，食物会从这里通过；第二部分则负责向管道之中注入各种消化液来帮助食物消化。医生将前者称为**消化管**，后者称为**消化腺**。

消化管不但很长，而且结构很复杂，想要弄清楚它的完整功能，看起来并不容易。但是，只要知道这些复杂功能存在的意义，就可以很容易地理解消化管每个部分的作用，以及在怎样的异常情况下会发生疾病。

简单地说，食物应该从消化管的入口进入，变成食物残渣从出口排出，经过一个单向运行过程，并在这个过程里被研碎、挤压和消化。事实上，消化管每个结构的基本功能都包括让食物单向运行，明白了这一点的重要性，也就很容易理解各种消化管疾病的原理。现在，就让我们沿着消化管顺行而下，去看看食物在其中究竟经过怎样的历程。

食物进入人体的第一站就是**口腔**。不难想象，只要把嘴闭上，就能让食物留在这里，而口腔并不只吞咽食物这个功能，毕竟我们捏住鼻子也可以用口腔呼吸，可见口腔和鼻腔之间存在通道。那么，我们是怎么防止食物走错路去往鼻腔的呢？

完成这项工作的是**悬雍垂**，也就是我们俗称的"小舌头"。当我们进行咽拭子检查的时候，需要张大嘴发出"啊——"的声音，此时在为我们检查的医生就可以清楚地看到，那个花生米大小的悬雍垂正挂在**软腭**的正中央。这个貌不惊人的小东西用处很大，正是它挡住了食物去往鼻腔的路，从而让它们顺利地进入咽部。

进入**咽部**之后，食物将面临一个更重要的挑战。它们的面前有食管和气管两条路。如果它们错误地进入了气管，则有可能引起气道阻塞或者感染，甚至是严重的呼吸系统疾病。但是这些食物并没有组成旅行团，自然不会有导游指引它们直奔食管，想要让它们走向正路只有一种方法，那就是在它们经过的时候关闭气管，从而只留给它们一个选择，而负责将气管的大门关闭的结构叫作**会厌**。

在咽部，气管的位置在前，食管的位置在后，在气管和食管相会的地方，由黏膜覆盖软骨组成的会厌就顽强地守在这里。我们可以把会厌想象成一片树叶，当我们呼吸的时候，这片树叶竖了起来，叶柄在下而叶片在上，这可以让气流顺畅地通过。当我们吃饭的时候，这片树叶则向前方倒下，盖住气管防止食物进入。

经过会厌之后，食物便进入了**食管**。食管并不是一根简单的管道，因为它是由肌肉组成的，如果仅仅是为了让食物通过，管道只要足够结实就可以了，为什么食管需要这么多肌肉呢？原因很简单，食物通过食管主要是靠食管的蠕动，而不是重力。我们只需要做一个小小的实验就能证明这一点，那就是在倒立的状态下吃饭、喝水，虽然此时食管的位置整个反了过来，但是并不妨碍食物和水进入胃部。

对于食管这样的管道来说，如果是某种不应该存在的东西影响了它的畅通，它便处于疾病的状态。很容易想到，当病人患有食管癌的时候，肿瘤使食管变得不够通畅，病人自然会出现吞咽困难的症状。

而一些良性的疾病也会产生类似的情况。食管和胃交界的部位被称为**贲**（bēn）**门**，有趣的是，贲门上方，也就是食管的下段并没有括约肌，但是这个部位存在一小段压力较高的区域，

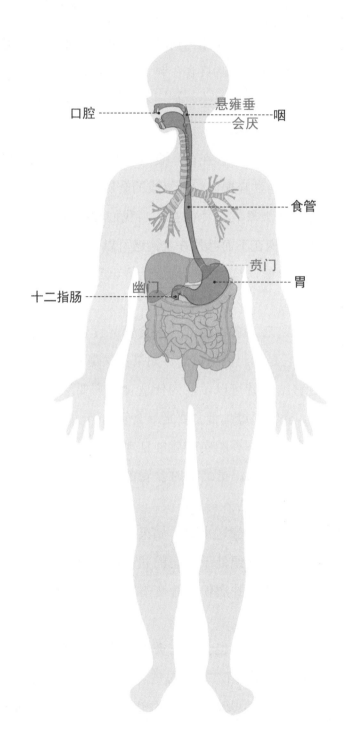

口腔　　　　　　　　　　悬雍垂　　咽
　　　　　　　　　　　　会厌

食管

贲门　　胃

十二指肠　　　幽门

因此事实上它可以让食物通过食管之后不能退回来，所以也被称为**食管下括约肌**。这个结构同样可以保障食物正常的运行方向，但是，当掌管这部分食管的神经出现损伤的时候，食管下括约肌便不能正常松弛，本来应该正常通过的食物也会在这里受到阻挠，这种疾病就是贲门失弛缓症。

经过食管之后，食物便进入到一个相当开阔的空间，也就是我们熟知的**胃**。尽管每个人都知道胃的存在，但是很少有人知道自己的胃是什么形状，一来，胃可以分成角型胃、长胃和钩型胃这些不同的形状；二来，胃被食物填满的时候，就像一个被吹起来的气球，自然也会改变形状。也就是说，了解胃的形状对我们来说通常没什么用处，所以我们不知道也不奇怪。

对于成年人来说，胃的容量有 1～2 升，它最主要的功能就是容纳食物，然后让食物缓缓地继续向前进入下一个阶段，这个过程被称作胃排空。当食物进入胃部 5 分钟之后，胃排空的过程就已经开始了。不过胃没有对各种食物做到一视同仁，糖类的排空速度最快，其次是蛋白质，然后才是脂肪。当然，我们吃进来的食物往往混合了各种成分，胃一般需要 4～6 个小时才能把自己彻底清空。

胃的容量这么大，而且需要逐渐排出其中存在的食物，想要做到这一点，它的出口一定需要某种强有力的结构，这样才能在胃被填满的时候限制食物通过。这种强有力的结构就是**幽门**，这里有非常强劲的环形肌肉，被称作**幽门括约肌**，正是通过它的收缩和舒张，胃里的食物继续前进的节奏才得到了良好的控制。穿过幽门，食物也就结束了自己在上消化管的旅程，进入真正开启消化过程的下消化管。

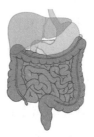

下消化管：充分吸收营养成分

食物在口腔经过牙齿的咀嚼，来到胃里时已经变成了小块。胃在不停地蠕动，一方面让食物被进一步研磨，另一方面也让胃液和食物充分地混合在一起，此时的食物已经失去了本来面目，变成糊状的食糜。食物被磨碎这一点非常重要，整个消化系统的任务就是吸收养分，食物越是磨得稀碎，和消化管的接触就越充分，这样才能让营养成分得到更好的吸收。可以说，此时对食物已经做好了充分的前期处理。

接下来，它们将经过消化管最长的一段，也就是**小肠**。成年人小肠的长度有 5～7 米，可以分成**十二指肠、空肠**和**回肠**三部分，不仅长度惊人，而且小肠腔的细胞里布满了小肠绒毛，这就让小肠内部的吸收面积变得更大，更利于吸收养分了。

十二指肠正如它的名字所描述的，长度大致相当于十二根手指头并排在一起的宽度，在前面的故事里，我们已经知道了希罗菲卢斯的这一发现，也知道了十二指肠具有一项极其重要的功能，那就是强大的防反流功能，也正因为这项功能，与十二指肠位置平齐的屈氏韧带①成了上消化管和下消化管的分界线。

更重要的是，食糜会在十二指肠遇到两位新"朋友"，它们就是**胰液**和**胆汁**这两种重要的消化液。也正因为这些强有力的消化液的加入，食物才真正开始了在分子层面的分解，变成可以被人体吸收的养分。因此十二指肠虽然并不长，但在整个消化过程里意义非常重大，解剖学家更是把它详细地划分成上部、降部、水平部和升部四个部分。在普通人眼里，十二指肠只不过是一个 C 形的肠管，但是在医生眼里，它的每个小部分在发生疾病的时候都有着各自不同的特点。

小肠长达数米，只有那长约 25 厘米的十二指肠位置比较固定。空肠和回肠盘曲在腹腔的中央区域，因为需要通过蠕动让食糜前进，所以它们需要一定的空间，不能像十二指肠一样被周围的组织紧紧固定住。空肠和回肠形态相差不多，只在一些细节上略有不同，事实上两者之间也没有特别明显的界限，只不过在空肠中食糜通过的速度比较快，进行尸体解剖的时候，这段肠管往往是空的，所以被命名为空肠。

整个消化过程里，食糜在小肠里的消化是最重要的阶段。3～8 个小时内，食糜受到其中各种消化液的作用，在小肠的蠕动下和小肠绒毛发生充分的接触，其中的营养成分基本被吸收掉了。经过这样的过程，食糜在离开小肠的时候也就摇身一变，成为食物残渣，从此进入大肠这最后一段路。

大肠大约有 1.5 米长，可以分为盲肠、阑尾、结肠、直肠和

① 屈氏韧带：一般指十二指肠悬韧带，由十二指肠悬肌和包绕其下段的腹膜皱襞（bì）共同构成，是外科手术时寻找空肠起端的标志。

肛管五部分。

大肠大部分盘踞在腹腔的边缘地带，把小肠团团围在中央。它的重要功能之一，就是吸收食物残渣里的水和盐分，让食物残渣变成粪便。但仅仅制造粪便还不够，如果没有"仓库"存放这些已经没用的东西，岂不是要随时随地把它们排放出来？这可就太不方便了，因此大肠还要承担储存粪便这个重要职责。

大肠的起点**盲肠**只有短短的 6～8 厘米，回肠的末端就在这里和大肠相会，两者连接的地方有一个起到阀门作用的结构，因为它介于回肠和盲肠之间，所以叫作**回盲瓣**。回盲瓣是上下两片半月形的皱襞①，中间形成了一条横行的开口，活像一扇大门，而这扇门就是回盲口。在这个位置较深的部位还有环形的肌肉，这些肌肉收缩时也能起到"关门"的作用。有了它们镇守在这里，我们才能控制食物残渣从小肠到大肠的速度，当然更能防止大肠里的东西走回头路，再次回到小肠。

我们已经看到，在整个消化系统之中，一切的结构和功能都是让食物向一个方向前进，不但在岔路口设置了会厌这样可以开闭的大门，还有众多可以关闭的关隘，例如贲门和幽门。然而在盲肠，我们看到了**阑尾**这个奇怪的结构，这条几厘米长的小管子连接在盲肠上，形成一条突兀的岔路。

不得不说，阑尾对我们确实有用，但还远远算不上必不可少，就算切掉它对我们的正常生活也没有太大影响。而阑尾所处的特殊位置决定了食物残渣很容易在此处积存，进而引起感染，

---

① 皱襞：衣服和肠、胃等内部器官上的褶子。

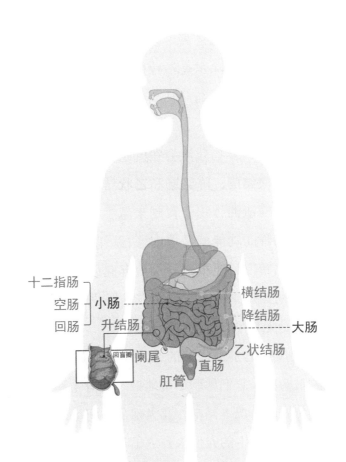

十二指肠 ┐
空肠 ├ 小肠
回肠 ┘

升结肠

回盲瓣 阑尾

横结肠

降结肠

大肠

乙状结肠

直肠

肛管

这种情况发生的概率如此之高，以至于阑尾炎成了大家最熟悉的疾病之一。而阑尾切除术是治疗阑尾炎的重要方法，这种手术的重要和普及程度都极高，甚至成为临床医学专业的医学生毕业考核的内容。

经过盲肠之后，食物残渣会在既宽又长的结肠里停留，先后经过**升结肠、横结肠、降结肠**和**乙状结肠**。水分会在这里被充分吸收，食物残渣的体积变得越来越小，最终形成粪便。很容易想到，消化管的功能就是单向通行，除小小的阑尾之外并没有岔路，因此粪便只能按部就班地奔向最终的出口，并没有什么额外的空间让所谓的"宿便"在结肠里长时间停留，宿便只不过是一个毫无科学依据的伪概念。

最终，粪便抵达了消化管的终点，也就是**直肠**和**肛管**。这个部位有大量肌肉，它们尽职尽责地把守着消化管的出口，让粪便只在我们允许的情况下排出。在大部分时间里，直肠之中并没有粪便，而当结肠之中的粪便来到这里时，直肠会感觉到它们的到来，于是将神经信号传递给大脑，让我们清楚地意识到自己想要排便。之后，大脑经过判断，确定自己到底是不是在适合排便的环境里，如果环境合适，这才发送神经信号让直肠、肛管这里的肌肉松弛，让粪便从此彻底离开我们的消化管。

至此，消化管算是完成了自己的使命，让食物在其中单向通过，并且把营养成分和水分留了下来。然而，在消化过程中，只有消化管还远远不够，消化液在其中起到的作用是不可估量的，那么这些消化液又是从何而来的呢？

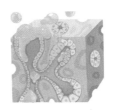

消化腺：生产各种消化液

消化腺夜以继日地工作，生产出性质各异的消化液。这些消化液参与了消化过程的各个环节，让食物里的成分变得有利于人体吸收，如果没有它们，我们同样不能从食物里得到自己需要的养分。接下来，我们将逐一看看人体之中的消化腺，并了解它们所能起到的作用。

当食物刚进入口腔的时候，消化腺就已经开始工作了。口腔之中有三对**唾液腺**比较大，分别是**腮腺**、**下颌下腺**和**舌下腺**，除此以外还有很多**小唾液腺**，它们所分泌的便是唾液。唾液既不是酸性的，也不是碱性的，而是几乎接近中性，其中含有**唾液淀粉酶**和其他众多成分。虽然从成分上看，唾液可以分解淀粉，但是食物停留在口腔的时间太短，唾液淀粉酶能起到的作用十分有限。在很大程度上，唾液起到了润滑的作用，这能使食物更为顺畅地通过食管。

并没有专门的消化腺向胃部注入消化液，但胃可不是只能容纳食物这么简单，在消化液的问题上，胃自给自足、不假外求，因为胃是一个自带消化腺的器官。胃黏膜里共有**贲门腺**、**泌酸腺**和**幽门腺**三种腺体，此外还有很多细胞自带分泌消化液的功

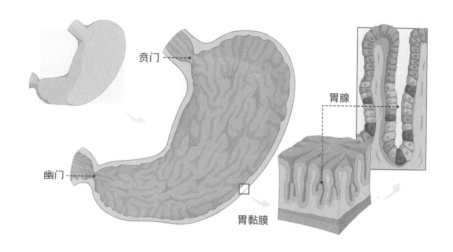

能。凭着这些腺体和细胞，胃就可以产生足够自己需要的胃液了。

　　胃里的这些腺体和细胞中，最重要的就是泌酸腺。从名字不难看出，这个腺体会生产出酸性物质，事实也正是如此，泌酸腺能分泌出胃酸，其成分正是酸性极强的盐酸。胃有特殊的结构保护自己不受胃酸的侵害，但人体中的其他部位可就没这么坚强了。对患有反流性食管炎的人来说，胃酸会对食管产生反复刺激，使疾病一日重过一日；而对于胃穿孔的患者来说，胃酸流入腹腔之中，造成的伤害更是极其严重。

　　既然只有胃部能承受这样的强酸，那么接下来的小肠又如何能接受这些强酸呢？原因很简单，胆汁和胰液会在十二指肠注入，它们的性质是碱性，可以中和胃酸，并使食物能顺利经过小肠。

　　产生胆汁的是**肝脏**，它不但是人体最大的消化腺，也是最大的实质性器官。事实上，就算是放眼全身，肝脏的大小也足以名列第二，排名第一的则是遍及全身的皮肤。

　　肝脏如此重要，自然很早就引起医生的重视。早在几千年前，古巴比伦人就认为肝脏是神圣的器官，并用它来进行占卜。当遇到难以抉择的大事时，古巴比伦人就会宰杀牲畜，通过观察其肝脏纹理来预测吉凶，这个做法和中国古代烧灼龟甲占卜的方法颇为相似。

　　希腊神话中同样少不了肝脏的身影。普罗米修斯为了人类盗取火种，因而受到宙斯的惩罚。他被束缚在山巅之上，每天被雄鹰啄食肝脏，而他的肝脏恢复能力极强，总能很快复原，于是他的痛苦也没有尽头。值得一提的是，传说普罗米修斯肝脏上的汁液滴落在大地上，便化为叫作曼德拉草的草药，在《哈利·波特与密室》中，哈利在草药课上就曾学习种植过曼德拉草，并用它的汁液治疗了被石化的赫敏。

　　当医学经过科学的洗礼，肝脏的重要性更是得到充分的认识。在我们还没有出生的时候，肝脏是负责造血的器官，当我们出生后，造血的功能才被交给骨髓。而造血仅仅是肝脏众多职责之一，我们体内的蛋白质、脂类、糖类和维生素的合成、转化和分解都离不开肝脏，激素和药物等成分的转化、合成同样需要肝脏参与。更不用说在消化过程中起到重要作用的胆汁，也是在肝脏之中合成而来。

　　问题是，肝脏这么大，分泌出来的胆汁是如何被收集起来的呢？这件事依靠的是肝管，细小的肝管在肝脏的各处收集胆汁，之后逐渐汇聚起来，形成**肝左管**和**肝右管**，它们汇合成为**肝总管**。肝总管的旁边就是通向胆囊的**胆囊管**，而肝总管和胆囊管汇聚成**胆总管**，最终胆总管通向十二指肠，它在十二指肠内壁的开口称为**十二指肠大乳头**，肝脏生产出来的胆汁就是从这里进入肠道的。

我们常把胆囊和肝脏相提并论，"肝胆相照"这个成语更是把这两个器官和人的友谊建立了联系。但在功能上，胆囊的作用相对很小，只能储存和浓缩胆汁。因此，在发生胆囊结石的情况下，外科医生会把胆囊切除术作为首选，切除之后对患者身体的影响也并不大。从这个角度看，胆囊对于人体的重要性和肝脏是完全没法相提并论的。

除了肝脏，**胰脏**也是重要的消化腺之一。胰腺是一个狭长的、三棱柱状的器官，可以分成胰头、胰体和胰尾三部分。胰腺的位置和十二指肠关系密切，我们已经知道十二指肠形似字母 C，而这个 C 所环绕的正是胰头，因此，胰腺在分泌出胰液之后，将它们排入十二指肠就显得十分方便。

胰腺之中有一条管道被称为**胰管**，它几乎横贯了整个胰腺。胰管的作用和肝脏里的肝管很像，它负责把胰腺所分泌的胰液全部收集起来，并和胆总管汇合到一起，最终经过十二指肠大乳头排入肠道之中。事实上，对消化过程作用最大的消化液就是胆汁和胰液，正常大便的颜色是黄色，其实就是胆汁的颜色。最重要的消化液从十二指肠注入肠道，这也再次说明了十二指肠的重要性。

有趣的是，相对于胆汁和胰液，胃液在消化过程中起到的作用其实比较小，这种强酸性液体只要离开了胃部，就有可能对人体造成严重危害。可是，如果胃液作用不大却对人体风险很大，它的存在显然是不合理的。我们的身体付出很大的成本来制造它，这样做的意义究竟是什么呢？

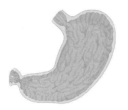

发现胃功能：医学的意外收获

　　胃液的存在当然有价值，但是答案并不在我们的身体中，而是来自于人体之外。我们所吃下的食物中，难免存在大量的细菌等微生物，如果不消灭这些细菌，任由它们兴风作浪，那对消化系统的损害是不可估量的。而胃液之中含有大量盐酸，几乎所有的细菌都难以在这样的环境里生存，由此可见，虽然胃液起到的消化作用较小，但是对于消灭细菌有着巨大的价值。胃不仅是储存食物的器官，同时也是抵御细菌的一道坚实的屏障。

　　人类的历史上，很早就认识到了胃的存在，因为它容量大，人们很容易观察到食物被存储在其中，因此研究消化功能的时候特别重视胃功能。事实上，对胃功能的认识也确实相对较早，但这在很大程度上是因为某种巧合，而整个故事的起因源自一次可怕的枪伤。

　　1812—1815 年，独立不久的美国和当时还属于英国的加拿大爆发了一场战争，史称第二次独立战争，也叫 1812 年战争。在这场战争里，英国军队长驱直入，不但占领了美国首都华盛顿，还一把火烧掉了美国总统官邸。由于官邸是石质建筑，所以没被彻底烧毁，但还是被熏成了黑色。美国夺回华盛顿之后，对官邸进行了翻修，为了掩盖烟熏的黑色，因此把房子刷成了白色，这就是白宫的由来。

在 1812 年的战争里，美国和加拿大谁也没占到便宜，战争结束后两国的版图和战前相比没有任何变化。而且从那以后直到今天，美国和加拿大一直关系和睦，再也没有爆发过战争。

美国和加拿大之间有五个大型湖泊，被称作北美五大湖区，休伦湖就是其中一个，而麦基诺岛正位于休伦湖的中央。1822 年，一位叫作威廉·博蒙特（William Beaumont，1785—1853）的外科医生正作为军医驻扎在麦基诺岛上。当时的外科医生和今天的不同，很多都没有上过医学院，也没有学习过系统的医学知识，只能先作为医师的学徒，在实际操作中学习处理外伤的技术，与其说是医生，不如说更像手艺人。博蒙特就是这样一位外科医生，他正是在 1812 年战争期间练就了一身处理外伤的好本领。

1812 年 6 月 6 日早晨，博蒙特医生被紧急召唤去治疗一位遭遇枪伤的病人。这位病人叫作亚历克西斯·圣马丁，是一位法籍加拿大船运工人，他很不幸地被误伤了。铅弹穿透了圣马丁的左胸和左腹部，不但打断了他的两根肋骨，而且穿透了他的胃部。面对如此严重的伤势，就算是经验丰富的博蒙特医生也只能尽人事听天命，虽然尽全力对圣马丁的伤口进行了处理，但他还是认为圣马丁撑不过两天。

然而，奇迹发生了。圣马丁不但活了下来，而且恢复得越来越好，只不过这次受伤还是在他身上留下了无法抹去的印记。

圣马丁胃部的伤口始终没能完全愈合，在胃和腹壁之间形成了一条通道，当他吃饭的时候，食物会从胃里直接流出到腹壁外面。这无疑是巨大的、极难承受的痛苦，但圣马丁这种特殊的状态却给博蒙特医生和整个医学界带来了前所未有的机会。

在几千年时间里，医生都想了解人的胃是如何工作的，但是胃藏在腹腔深处，医生没法在活人身上打开胃并且观察到其中的情况，然而圣马丁提供了这样的机会。一开始，博蒙特医生并没有想到这一点，他只不过是担负起了照顾圣马丁的责任，经过 10 个月的时间，圣马丁已经保住了性命，但是身体依然虚弱，麦基诺岛的行政当局想甩开这件麻烦事，于是计划把圣马丁送回加拿大老家。而博蒙特医生认为，以圣马丁的身体状况，肯定受不了这种长途跋涉，所以他把圣马丁带到自己家里，给了他一个安身之处。

跟圣马丁相处几年之后，博蒙特医生突然想到，这位奇特的患者不仅仅是一个令人难以置信的幸运儿，而且给他提供了了解胃生理功能的绝佳机会。从 1825 年开始，博蒙特医生开始在圣马丁身上进行实验，他把食物用丝线牢牢拴住，然后塞进圣马丁的胃里。之后，他每隔一段时间就牵拉丝线将食物拽出来，这样他就能以最直观的方式观察到食物在胃里的消化情况。

几年时间里，博蒙特断断续续地在圣马丁身上进行了 238 次实验，并且出版了《胃液和消化生理的实验与观察》一书。受限于当时的医学发展水平，尽管博蒙特医生的有些结论是错误的，但在细致的观察下，他还是得出了前人所未能发现的很多正确知识。比如，他对胃液的性质进行了非常详细的描述，并且确定其中含有盐酸成分，以及胃液的分泌量和进食量有关系，等等。

博蒙特医生通过对圣马丁患处的研究，初步揭示了胃的生理功能，也已经知道了胃液具有强酸性。而这种强酸性和胃的一项重要功能有关系。几乎所有的细菌都会被胃液杀死，因此胃液的主要作用并非消化食物，而是消灭细菌。之所以说"几乎"，是因为偏偏有一种细菌可以抵抗胃酸，进而在我们的胃部兴风作浪，这就是著名的**幽门螺杆菌**。这种细菌究竟会引起什么疾病呢？诺贝尔生理学或医学奖得主巴里·马歇尔（Barry J. Marshall，1951—　）为我们作了回答。

20 世纪 80 年代，马歇尔医生在胃病患者的胃部采集了大量标本，结果发现包括胃炎、胃溃疡、十二指肠溃疡在内的很多疾病都和幽门螺杆菌感染有直接关系。这是一个划时代的重要成果，在此之前，医生们普遍认为胃溃疡和精神压力有关，想要治疗只能反复用药，或者采取手术治疗的方式。要知道，不管胃部被全部切除还是部分切除都是创伤很大的手术，风险也很高，对患者是相当沉重的负担。

对我们每个人来说，幽门螺杆菌都有可能是影响健康的风险因素。这种细菌往往是在人的童年时期被感染上的，而且呈现家族聚集性，原因很简单，生活在一起的一家人往往会混用餐具，因此儿童很容易从自己的父母长辈身上传染到幽门螺杆菌。事实也是如此，幽门螺杆菌往往伴随感染者许多年。明白了它的传播方式，我们也就知道，将婴幼儿的餐具和家长的分开，是非常有必要的。

　　其实幽门螺杆菌也并不可怕，在马歇尔医生认识到诸多疾病和细菌有关系之后，医学界对幽门螺杆菌的重视程度也与日俱增，并且发明了行之有效的治疗方案。只要全家人在医生的指导下联合使用抗生素治疗 14 天，幽门螺杆菌带来的隐患就可以根除了。那么，幽门螺杆菌会反复感染吗？一般来说是不会的，正如前面已经提到的，患者往往在童年感染幽门螺杆菌，成年之后只要保持良好的饮食卫生习惯，就可以基本避免感染的发生了。

　　当然，幽门螺杆菌感染之所以需要引起重视，并及时治疗，是因为它和胃癌的发生有直接关系，所以，治疗幽门螺杆菌对预防胃癌也有着极其重要的意义。

　　至于如何判断是否存在幽门螺杆菌感染，"呼气试验"非常有效，如果医生建议你进行这项检查，不妨欣然接受。除此以外，胃镜也是检查胃里是否有幽门螺杆菌的重要技术，马歇尔医生在进行实验的过程中，就是使用这项技术采集患者胃内样本的。可以说，如果没有消化内镜技术的进步，马歇尔医生也不会取得如此重要的发现。

　　那么，消化内镜技术又从何而来呢？

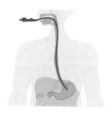

消化内镜：从吞剑到常规操作

尽管在某种程度上，消化管看起来并不复杂，不过是一条畅通的管道，但是这条管道的走向过于曲折，想要在不打开人体的前提下了解其中的情况，实在难如登天。然而医学从来都是一门充满挑战的学科，为了解决"如何窥测患者的消化管"这项难题，医生们花费了 200 多年时间，终于有了今天我们使用的**消化内镜**技术。

早在 19 世纪初，一位叫作菲利普·博齐尼（Philipp Bozzini，1773—1809）的医生就开始了最早的尝试。消化管的起点是嘴，终点是肛门，在最早的尝试中，从哪一端开始似乎不是什么艰难的选择，毕竟直肠、肛门的结构更简单，从这里开始更为合适。于是博齐尼医生设计了最早的直肠镜，这个设备的结构极其简单，可以说不过是一根金属管，只需要将它置入肛门，再用蜡烛照明，医生就可以观察到直肠里面的情况。也许是因为它过于简单、粗糙，博齐尼医生根本没有真正在患者身上使用这种新设备，而仅仅在动物身上进行了相关试验，但使用类似设备观察消化管的思路就这样产生了。

之后的 60 多年时间里，一些医生沿着博齐尼医生的思路开展了研究，也取得了不少成果，但真正的胃镜是德国医生阿道夫·

库斯莫尔（Adolph Kussmaul，1822—1902）最早制成的，而他发明的灵感居然来自吞剑这种杂技表演。每当我们看到表演吞剑的演员时，首先便会猜想那把剑一定是可以伸缩的特殊道具，演员并不需要真的把它吞进去。然而事实不完全如此，X 射线可以揭示这个杂技的秘密，在 X 射线下，我们会发现确实有一部分演员并没有在道具上耍花招，他们真的把宝剑塞进了食管，甚至深达胃部。

就这样，库斯莫尔医生受到吞剑表演的启发，将一根 47 厘米长的硬管子插进患者的嘴里，然后利用镜子将光线反射到管子里，这样他就可以观察到患者食管和胃部的情况。但遗憾的是，这种管子确实刺激性太强了，而且只有 13 毫米粗，光线很难穿过其中，所以这种设备虽然新颖，还是难以得到实际应用。

尽管这种胃镜存在很大缺陷，却为消化内镜的发展指明了方向。之后，医生把胃镜做成圆筒形状，并把光源放在圆筒的中央，这样就解决了胃镜只能在黑暗中摸索的问题。然而还有一个问题需要解决，毕竟食管相对较细，而胃部空间很大，胃镜的前端必须在胃里拐弯才能把大部分空间看清楚。1932 年，德国医生发明了前端可以拐弯的胃镜，也就是半可屈式胃镜，这种胃镜使医生终于可以看清楚胃里的大部分区域，也真正成为用来诊断疾病的工具，可以说是阶段性的重大成果。

对医学界来说，在诊断准确性方面的追求没有止境。1950 年，日本研究者给胃镜增加了拍照功能。在小说《白色巨塔》中，里见修二医生为患者进行胃癌筛查时所使用的正是这种胃镜。然而就算能拐弯、能拍照，被这样硬邦邦的胃镜进行检查，患者肯定还是会有强烈的不适感。

好在仅仅过了 3 年，光导纤维技术在 1953 年被发明了出来。光导纤维不但可以让光线毫无滞涩地通过，而且非常柔软。没过几年时间，这种材料就被用在了胃镜领域，这种新式胃镜极大地减少了患者的不适感，因为它可以随意拐弯、旋转，更何况它能使医生更加清楚地观察食管和胃部的情况，因此很快就走遍世界，成为一项被广泛应用的检查技术。

但这依然不是消化内镜技术的终点，在随后的发展过程里，胃镜又增加了活检功能，医生可以将一根细细的金属丝塞进胃镜，直达患者胃部。这根金属丝绝不简单，它的前端有一个小小的钳子，可以在那些看起来可疑的组织上取下一小块，然后交给病理科医生进一步检查。如果真的有胃癌等疾病存在，这项技术就可以帮助医生非常明确地完成诊断工作。在这些技术的基础上，消化内镜能做的工作越来越多，今天，经验丰富的医生不但可以使用内镜取出卡在食管里的枣核等异物，甚至还能用消化内镜切除结肠里的息肉，可以说，内镜变成了多面手，不但可以用来诊断疾病，而且能治疗疾病。

在我们生活的这个时代，使用消化内镜进行检查已经是一件司空见惯的事情了。其中最为常用的便是电子胃镜和电子结肠镜，前者可以清晰地观察食管、胃和十二指肠的情况，后者则向医生展示了结肠内部的一切。

特别是电子结肠镜，除了在医生怀疑患者存在结肠疾病时被用于检查，还对结肠癌筛查有非常重要的价值。因为结肠之中存在很大的空间，毕竟它的功能就是容纳食物残渣，所以结

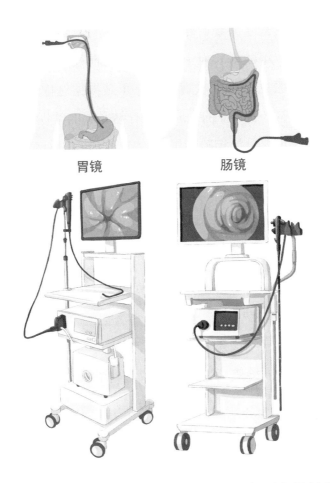

胃镜　　　　　　　　肠镜

肠癌发生早期很少出现明显的症状，这也是它不容易被发现的重要原因。

但是对于这样的情况我们也不是束手无策。结肠癌的发生并非一朝一夕的事情，而是经过一个十分漫长的过程。结肠内的息肉由良性转为恶性需要很多年的时间，因此只要定期进行电子结肠镜检查，就可以在发现结肠息肉的时候及时进行治疗，这样就能有效避免结肠癌的发生。

2019 年，针对早期结肠癌筛查的问题，我国消化专业领域的众多专家发表了共识。根据这份文件的内容，我国结直肠癌的发病率随着年龄增长而上升，50 岁之前发病率比较低，而在50 岁以后，发病率就会快速增长。正是根据这样的实际情况，专家们建议50 ～ 75 岁的人应该进行结肠癌的常规筛查。

也就是说，只要年龄到了 50 岁，不管有没有觉得身体不舒服，有没有大便带血的症状，都应该定期进行电子结肠镜检查。只要能做到这一点，就可以在发现结肠息肉的时候及时将它处理掉，不给它恶变的机会。

就算是没有到 50 岁，如果存在大便带血、排便习惯出现改变、不明原因贫血等情况，同样需要进行电子结肠镜检查。假如自己的直系亲属患了结直肠癌，那么把他 / 她患病的年龄减去10 岁，就是自己应该开始筛查的年龄。

当然，这项检查肯定要在医院里进行，而且需要预约，预约的时候医生会先了解你的相关情况，所以是不是需要做电子结肠镜，还得听医生针对你个人的专业建议。至于隔多长时间检查一次，还需要参考你当次的检查结果。对我们来说，有个很简单的办法，只要年龄超过 50 岁，或者有直系亲属患过结直肠癌，那么最好都去向医生咨询一下。

第7章
运动系统：遍布全身的发动机

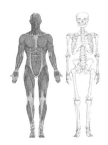

骨与肌肉：带我们走遍世界

在古希腊人眼里，能不能运动是动物和植物最根本的区别。这个看法不完全对，但也不得不承认，能自主运动真是动物再明显不过的特征了。对于人类而言，运动的意义当然是极其重要的，有了这个能力，我们才能捕获猎物、远徙万里遍布全球，创造出承载文明的精巧事物，而赋予我们运动能力的正是我们身体之中的**运动系统**。

运动系统可以分成三部分，分别是**骨**、**骨连接**和**骨骼肌**。

我们每个人的生命诞生之初，都只不过是一个微小柔弱的细胞，但就是这些小东西不停地分裂增生，居然能最终构建起完整的人体，而其中更是有骨头这样无比坚硬的东西，它们就像是房屋中的钢筋，将我们的身体支撑起来。而且骨头比钢筋要轻得多，轻且坚固的骨头真是一种奇妙的东西。

更奇妙的是，骨头并不仅仅是简单地起到支撑作用，事实上，每一块骨头都是一个独立的器官，它们各自发育成熟，而且一直各自进行着新陈代谢，当受到伤害的时候，这些骨头还会对自己进行修复和再造。不仅如此，骨头中含有大量的钙和磷，因此也是人体中储存这两种元素的仓库。更让我们意想不到的是，骨髓还承担了造血功能，成年人的血细胞便是在这里产生的。不得不说，骨这种器官真是我们身体之中的多面手。

大家都知道人体有 206 块骨头，但这是针对成年人而言的。其实在我们出生的时候，骨头的数目比这个数字多了不少，在生长发育的过程里，有些骨头相互融合成为一体，这才最终减

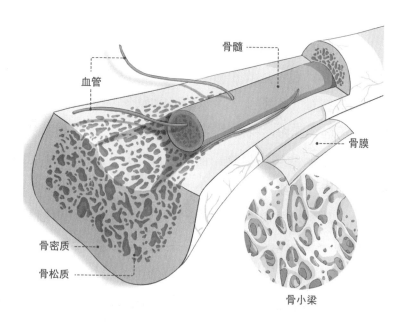

少成了这个我们所熟知的数字。那么，这 206 块骨头又有着怎样的基本结构呢？

对于骨头来说，骨质、骨膜和骨髓是必不可少的，而且每块骨头都是活生生的器官，需要营养供应，自然也少不了血管、淋巴管和神经。在这些结构之中，**骨质**是骨的主要成分，它是由**骨组织**构成的。骨的外面是非常坚固的**骨密质**，这样才能承受相当大的压力，而内部则是疏松的**骨松质**，骨松质由很多小骨片相互交叠，如同房梁一般，起到了支撑作用，这些小骨片就被称作**骨小梁**。

有了这些基本的结构，也就有了我们身体里形形色色的骨头。如果按照骨头的形态，可以大致分成长骨、短骨、扁骨和不规则骨四种。如果按照骨头所在的位置，可以分成躯干骨、四肢骨和颅骨三种。其中**颅骨**有 23 块，它们拼接成了颅这个完整的骨性结构，而颅的任务就是给脑提供最大限度的保护，和运动并没有什么关系，真正对运动起作用的是躯干骨和四肢骨。

躯干骨支撑起了我们身体的主体部分，由**颈椎、胸椎、腰椎和骶椎**构成的**椎骨**是其中的核心，它们贯穿了几乎整个躯干。而胸椎又和 12 对**肋骨**相连接，其中的 7 对肋骨在身体向前方靠**胸骨**相连，围成一个骨头构成的"笼子"，我们的心和肺就这样得到了足够的保护。

四肢骨支撑起了我们的四肢，可以分成上肢骨和下肢骨，它们的结构十分相似，只不过下肢承受身体的重量更大，也就更粗壮，而上肢骨相比起来则纤细很多。

正是在这些骨头的支撑下，我们身体中那些柔软的器官和组织才能有所依托，让我们的身体呈现出今天所看到的模样。但仅仅是支撑还不够，我们想要运动，就必须让骨头能够自由活动，要做到这一点，骨头之间如何连接在一起就显得至关重要，而完成这项任务的就是骨连接。

骨连接可以分为直接连接和间接连接，前者所能提供的活动性十分有限，后者才真正让我们的骨头能够伸屈旋转，它们也有一个我们更熟悉的名字：**关节**。关节的种类有很多，不同种类的关节对应着不同的运动方式，观看体育赛事的时候，虽然不能透视运动员的身体，但我们依然知道，每一个动作的背后，都包含着众多关节的复杂运动。

不难看出，身体运动的时候，骨和骨连接负责支撑运转，但运动得以实现还需要足够的动力，为运动提供动力的则是我们的**肌肉**。为了能够随意活动，我们的身体所需要的动力相当大，正因为如此，我们全身肌肉的重量占到整个身体重量的40%。

肌肉可以分成骨骼肌、平滑肌和心肌三种。其中骨骼肌受意识控制，我们想让它动它才动，所以属于随意肌；而平滑肌和心肌则不然，我们靠意识不能控制肠道里的平滑肌，也不能控制心脏的跳动，这些肌肉被称作不随意肌。很容易想到，只有我们能随意控制的骨骼肌才属于运动系统，其余两种则归属身体中的其他系统管辖。

人类对于肌肉的认识历史悠久，如果蜷起我们的上肢，很容易看到肱二头肌膨大起来，仿佛一只小老鼠在我们的皮肤下活动。早在2000多年前，罗马人就观察到了这个现象，在拉丁文中，表示肌肉的单词本义便是小老鼠。事实上，英语中表示

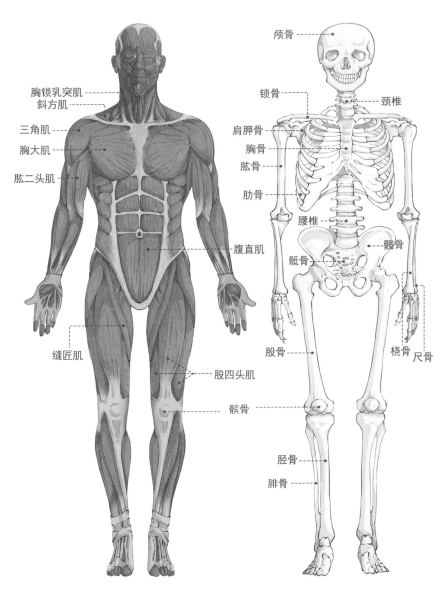

胸锁乳突肌
斜方肌
三角肌
胸大肌
肱二头肌

颅骨
锁骨
颈椎
肩胛骨
胸骨
肱骨
肋骨
腰椎
髋骨
骶骨

腹直肌

缝匠肌

股四头肌

髌骨

股骨
桡骨 尺骨

胫骨
腓骨

全身肌肉（前面观）　　　　　　全身骨骼（前面观）

肌肉的单词 muscle 正是来自拉丁语，其本义自然也是小老鼠。

为数众多的肌肉在身体中的分布也是有规律的。因为肌肉活动是为了带动关节运动，所以关节的每个运动轴上会分布一组肌肉，比如肘关节前面有一组肌肉能蜷曲起来，而肘关节后面的另一组肌肉则负责让它伸展开来。关节的结构越是复杂，其中的运动轴也越多，既然每个运动轴都要配备相应的肌肉，那么越是复杂的关节自然也配备了越多的肌肉。

总之，骨、骨连接和骨骼肌共同组成了我们的运动系统。正是因为它们之间的相互协作，才让我们能直立行走、完成各种精细动作。也正因为这发达的运动系统，我们的祖先才能一步一步走出非洲，去往世界的每个角落，并建立起辉煌的文明。

但是，我们跑得不如猎豹快，跳得不如羚羊高，臂力不如狗熊大；在锋利的爪子这一点上，我们甚至不如猫和狗。在整个自然界中，我们的运动系统真的称得上"发达"二字吗？

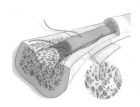

长跑：人类的强项

我们从进化论中可以得知，所有的生物都遵循同样的规则，只有适应环境的个体才有可能活下来，并把自己的遗传信息传递下去，而那些不适应环境的个体只能被无情地淘汰掉。如果尽可能简短地描述这个原则，那就是我们所熟悉的那八个字"物竞天择，适者生存"。而我们至今还生活在这个世界上，已经足以说明，人类这个物种确实成功适应了环境，可我们是如何做到这一点的呢？

这个问题的答案我们并不陌生。因为祖先们会制造工具、使用工具，有了石矛和石斧这些武器，也就拥有了和野兽一搏的能力。更重要的是，祖先们掌握了语言，利用这项沟通交流的能力，他们就可以做到团结协作、进退有度，进而对猎物们围追堵截，从此百战百胜不是梦想。这个答案十分合理，但还不够。

我们还要问上一句，在学会使用工具和语言之前，我们的祖先又是怎么度过那艰难的数百万年的呢？正如英国作家柯南道尔所说，当我们把所有的不可能排除掉，最后剩下的哪怕看起来再不合理，也一定是事情的真相。关于人类祖先如何生存下来的问题，一个看似不合理的解释实则是正确答案：哪怕和自然界里那些强壮的野兽相比，人类的运动系统也有着自己的优势，那就是适合长跑的超强耐力。

在我们的直观感受里，人类的奔跑能力并不出众，猎豹的奔跑速度才是哺乳动物的极限。然而速度仅仅是一方面，猎豹的冲刺虽然快，但也只能坚持 100 米左右，如果在这段距离里不能成功捕获猎物，结果就是一场空。而且不管成功与否，高速奔跑后的猎豹都需要休息很长时间，此时的猎豹非常虚弱，经常会被其他动物抢走猎物，这也足以见得奔跑对哺乳动物的负担何其沉重。

一方面，高速奔跑需要极多的能量，这对身体是沉重的负担。另一方面，动物在奔跑过程中会产生相当多的热量，如果不能及时散热，同样会让身体无法承受。北极熊就是典型的例子。北极熊的生活环境极其寒冷，它蓬松浓密的毛发可以起到良好的保温作用。但也正是因为保温工作做得太好，北极熊并不适合剧烈奔跑，因为运动量的增加很容易让它热晕过去。

可见，对于奔跑中的动物来说，散热是件极其重要的事情。但这也只是其中的一个方面，因为奔跑特别是长途奔跑还需要大量能量，它们自然来自于脂肪这一类储存能量的物质，可身体中的脂肪多了，自然也就不利于散热。简单地说，没有脂肪就没有能量，跑不远；有了脂肪又影响散热，还是跑不远。绝大多数动物被困在这个两难的境地之中，尽管能跑，但也只能做短距离冲刺，赶远路对于它们来说只不过是一个遥远的梦想。

当然，梦想还是要有的，万一实现了呢？自然界中有一些动物有长途迁徙的习惯，它们为此付出了极大的代价。以羚羊为例，这种动物的奔跑能力在动物界中出类拔萃，它们解决散热的方法是最大限度减少体内的脂肪，所以我们看不到满身肥膘的羚羊，它们总是带着一身优美的肌肉线条出现在我们眼中。

这样确实能让羚羊降低体温，但代价则是缺少足够的能量储备。只要食物供应不及时，羚羊非常容易饿死。可以说，羚羊在进化中放弃了能量储备，这无异于把自己置于生死之间，为了获得出色的长跑能力而付出如此巨大的代价，这对大部分动物来说都是难以接受的。

　　而人类采取了其他方式来解决散热问题。第一种方式就是放弃厚重的毛发，没有了毛发覆盖全身，散热功能自然提高了很多；第二种方式是出汗，人类身体的汗腺比其他哺乳动物多得多，而汗液蒸发的过程也能带走大量的热量。通过这些方式解决了散热问题，人类也就不需要放弃储备能量，这才让我们的运动系统具备了超越其他所有动物的长跑能力。

　　在捕猎的时候，狮子紧紧咬住猎物的脖子，使其窒息而死，鬣狗则会袭击猎物的肛门，这同样是致命且薄弱的部位。人类在捕猎时，则会利用自己善于长跑的优势，对猎物紧追不舍；而猎物因为奔跑中产生的热量无法消散，最终会自己倒在地上，成为我们祖先的美餐。从这个角度来看，人类的运动系统有它独特的优势，在残酷的自然选择过程中，我们的身体条件并不弱于其他任何一种动物。

　　在当今社会中，某些运动项目还在刻意彰显我们身体的这项优势，那就是著名的马拉松长跑。2500 多年前，波斯入侵希腊，双方由此爆发了希波战争。其中的马拉松战役颇为著名，希腊军队以少胜多，获得了巨大胜利，但是波斯帝国的军队过于庞大，他们依然有进攻希腊的实力。为了报告胜利的消息，同时也让雅典人对波斯军队保持警惕，希腊将军命令一位著名的长跑健将从马拉松出发去雅典报信，这位信使全速奔跑了 40 多千米，将捷报送达雅典之后便精疲力竭，倒地身亡。这件事便是马拉松长跑的起源。

　　不得不说，马拉松展示了人类运动能力最强大的一面，也是最值得人类骄傲的运动项目。在不断挑战极限的过程中，马拉松也见证了人类不断追求的精神。2019 年，肯尼亚运动员埃鲁德·基普乔格（Eliud Kipchoge）仅用 1 小时 59 分 40 秒便跑完了马拉松全程。跑马拉松全程不到两小时，这在历史上还是第一次，也堪称全人类的荣耀。

但是，从另一方面来说，第一位完成马拉松长跑的人当时倒地而亡，也是在发出某种警示——就算我们善于长跑，可马拉松这项运动还是在挑战人类的极限。平心而论，我们绝大多数人都是普通人，对挑战极限这种事还要量力而行。

现在我们知道，人类的运动系统有着无比出色的耐力，但这绝对不是唯一的亮点。在耐力之外，我们的运动系统还有一项出类拔萃的巨大优势，那就是灵巧的双手。

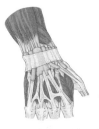

手指：无与伦比的创造者

人类的双手是其他任何动物都无法比拟的，它们所能完成的精细动作创造出我们的文明。可以说，双手是大自然赋予我们的无比珍贵的财富，但拥有这笔财富的人往往对双手的了解十分粗浅。比如，双手最灵巧的部分就是手指，但很少有人知道，我们的手指上到底有没有骨骼肌？

想要知道这个问题的答案，我们需要进一步地了解骨骼肌的结构。每一块骨骼肌都包括**肌腹**和**肌腱**两部分。其中肌腹由肌细胞组成，有着强大的收缩能力，正是它让我们形成了对于肌肉的基本印象。但仅仅有收缩能力是不行的，只有和身体里的其他结构连接到一起，骨骼肌才能发挥自己的作用，而这正是肌腱的作用。肌腱是由坚韧的胶原纤维构成的，并没有收缩功能，只能帮助肌肉附着在骨骼上。

如果提供动力的肌组织全都分布在手指上，那手指将变得相当粗壮，也必然彻底丧失灵活这个最大的优点。为了让手指有力而灵活，我们的双手有着十分巧妙的设计。负责手指活动的肌肉有很多，它们的肌腹全都分布在手掌和前臂上，而细长的肌腱则延伸到手指。正是因为这样，当你弯曲和伸展手指的时候，可以看到前臂上的肌肉在活动，还能看到手背上的"筋"在动，这些"筋"就是肌腱，而你的手指正是它们的提线木偶。

现在我们回到最初的问题，手指上有没有骨骼肌？严格来说是有的，毕竟肌腱也是骨骼肌的一部分。只不过，骨骼肌的肌腹部分没有分布在手指上，所以我们可以这样说，手指上有肌腱，但并没有肌细胞构成的肌腹。当然，关于手指和肌肉的问题还有一个小细节需要补充，我们皮肤上有汗毛，在某些情况下，汗毛可以竖起来，而完成这个动作会用到一种叫作竖毛肌的平滑肌。如此看来，手指上其实也是有肌细胞的。

在人类文明中，手指的作用可谓极其重要，甚至可以说是数学的基础。要知道，人类天生对于数字的认识只有两个非常基本的能力，第一个是从 1 数到 3，第二个是大致比较 3 以上数

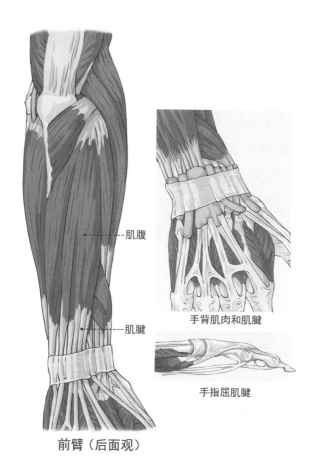

肌腹

肌腱

手背肌肉和肌腱

手指屈肌腱

前臂（后面观）

字的大小。如果仅靠这两项天生的能力，人类是没办法开创数学这门伟大而重要的学科的，想要突破能力的瓶颈，则需要借助能帮忙计数的工具，而手指毫无疑问是最合适的。

在远古时代人类生活的山洞中，可以看到当时的人把掌印印满墙壁，形成一幅幅风格独特的壁画，而这样的壁画便很可能是最早的计数系统。掰着手指头数数是人类文明史上极其重要的一步，在数手指头的过程中，世界各地的文明纷纷建立起属于自己的数字系统，而这些数字系统最常见的就是五进制、十进制和二十进制，它们都是基于"五"的倍数，这并非偶然。

因为人们跟手指的感情实在太深，所以给每根手指都认真地起了名字，它们分别是拇指、食指、中指、环指（无名指）和小指。在历史故事中，每根手指也都被赋予了众多的意义。

《左传》中有这样一个故事。春秋时期，郑国大夫公子宋的食指不自主地活动了几下，他认为这预示着自己将要尝到特殊的美味，果不其然，原来是国君郑灵公收到了他人献上的大鳖，并且让大夫们都来尝鲜，这便是"食指大动"这个成语的来历。但当大夫们都到齐的时候，郑灵公单单不让公子宋吃，于是公子宋大怒，把手指头伸到烹制大鳖的鼎里，然后尝了尝汤的味道便离席而去，《左传》中原文是"染指于鼎，尝之而出"，这便是"染指"一词的来历。

在西方历史中，手指的故事同样精彩。英法百年战争中最著名的战役莫过于阿金库尔战役，英国一方有战斗力强悍的长弓手，而法国人则傲慢地宣称，一定会把英国长弓手尽数俘虏，还会剁掉他们的食指和中指，让他们再也无法使用长弓。然而在这场战役中，英军获得了压倒性的胜利，斩杀法军一万人，而且其中绝大多数是法国的贵族骑士。获胜后的英国人为了炫耀自己，于是用食指和中指比出了 V 字形，表示法国人战前的想法不过是黄粱一梦，此后这个手势流传得越来越广，成为世界通用的肢体语言。另有传说称，比出中指的侮辱性手势同样出自阿金库尔战役，也是英国人为了向法国人展示自己尚完好的手指。

五根手指中，似乎拇指最为粗壮笨重，其他手指都有三节，而唯有拇指是两节。然而恰恰是拇指让人类的手变得无比灵活，远远胜过其他所有动物，其关键就在于人类的拇指和其他四指没有并排长在一起，而是相对而生。哪怕是除人类之外的其他灵长类动物，五根指头也是并排在一起的，这对爬树来说已经足够了，但在抓握东西的时候，只有人类手指的形态才最适合。

你下一次扭瓶盖的时候不妨一试，如果不用大拇指，完成这个动作难度是极高的。千万不要小看能扭开瓶盖这个能力，这是漫长的进化过程中大自然给予我们拇指的神奇能力。虽然在血缘关系上，灵长类动物和我们更为亲近，但拥有类似拇指这一结构的动物却是大熊猫，不过，它们所拥有的充其量被称为"伪拇指"，在功能上和我们的拇指是完全没法相提并论的。

有趣的是，在历史上很长一段时间里，一个专门靠手吃饭的职业却对大拇指的作用视而不见，这让人颇为不可思议，毕竟这个职业是钢琴家。巴赫（Bach，1685—1750）是德国伟大的音乐家，在他之前的时代里，弹钢琴根本用不到全部的十根手指，而是只需要六根，双手的大拇指和小指都被闲置了。

而巴赫对弹奏键盘的方法进行了重大革新，把十根手指头全用了起来。但这种更合理的方法过了很长时间才得到推广，直到贝多芬（Beethoven，1770—1827）生活的时代，使用大拇指弹钢琴还没有普及，贝多芬给学生上课的时候，特意强调要重视大拇指，而学生居然感觉这是一件新鲜事。不过，今天你要弹钢琴的话，不但要用上每根手指头，还需要用脚不时地去踩踏板，弹奏钢琴变成了需要手脚并用的活动，成了一个能充分展示运动系统精细功能的项目。

　　在运动系统参与的各种活动里，关节的作用是不容小觑的，它们的灵活和坚固非常值得信任。但信任总是有限度的，毕竟关节的坚固程度也有极限，在特殊情况下，也会出现一系列的问题，其中比较常见的就是关节脱位，也常被我们称为脱臼。

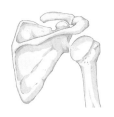

脱臼：常见的小问题

　　想要知道关节脱位是怎么回事，你还要继续深入了解一下关节的结构。关节的作用之一是把不同的骨头连接在一起，而两个骨头相接触的地方就是**关节面**。一般来说两个关节面不会很平，而是一个凸起来，一个凹进去，凸起来的叫作**关节头**，而凹进去的叫作**关节窝**。如果仅仅是接触在一起，并不能保证它们之间连接得足够结实，因此外面有一个坚韧的囊把整个关节包裹起来，这就是**关节囊**，而关节囊围住的整个区域就是**关节腔**。

　　很容易想到，关节想要活动还需要很好地润滑，所以关节里还有相应的结构来完成这个任务。首先是关节面上存在的关节软骨，不但能靠弹性起到减震作用，还能靠光滑的表面减少摩擦。其次就是关节囊里的**滑液**，如同润滑油一般进一步减少

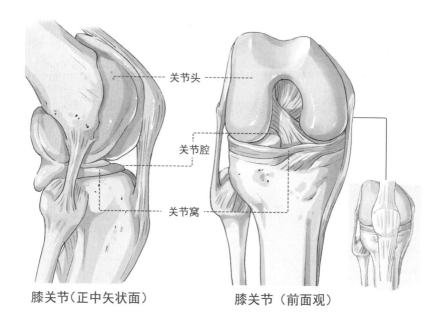

关节头

关节腔

关节窝

膝关节（正中矢状面）　　　　膝关节（前面观）

摩擦。有了这些东西的润滑作用，我们的关节才能活动自如，毫无滞涩。

在正常情况下，关节面被关节囊包裹着，又有充分的润滑，关节的活动被局限在这个小小的空间里，两个关节面紧密地贴合在一起。但是在受到外力冲击的时候，两个关节面就有可能分开，只不过关节囊非常坚韧，这些骨头就算分开也仍然在关节囊里。当然它们毕竟是分开了，这就是所谓的关节脱位。

在全身各个主要关节里，肩关节是最容易出现脱位的，这和它本身的特点有关系。肩关节的关节头是**肱骨**的一端，也就是**肱骨头**，而它的关节窝是**肩胛骨**的一部分，被称作**关节盂**。肩关节可以朝各个方向旋转，还能内收、外展，因为它如此灵活，所以我们的胳膊才能做出各种动作，这是肩关节的优点。

但是这样的优点也带来了相应的缺点，肩关节之所以能做到这么灵活，是因为它的关节盂比较浅，而且关节囊比较松弛。这样的特点让肩关节变得脆弱，它在外展、外旋和伸展的时候，如果受到外力冲击，就很容易脱位。不难想象，这种情况在篮球场上挺常见的，而且在生活中的其他场景里也很容易见到。

我们可以用个比喻来说清楚什么是肩关节脱位：把捣蒜杵放在蒜臼里，然后把它们全部放在一个塑料袋中，那么捣蒜杵就相当于关节头，蒜臼相当于关节盂，塑料袋则相当于关节囊。如果捣蒜杵从蒜臼中掉了出来，但这些东西依然统统在塑料袋里，这就是肩关节脱位。在肩关节脱位中，前脱位是最常见的，也就是关节头从关节盂脱出，而且跑到了它的前方。

医生在面对关节脱位的时候，当然要进行复位治疗，而肩关节前脱位的复位方法很是简单易行。首先要让患者平躺下来，然后医生的一只脚踩住患者的腋窝，再用双手用力拉动患者的胳膊，这样就能让肩关节成功复位。这个手法被外科医生亲切地称为"手拉脚蹬法"，十分生动形象，但事实上它还有一个历史更为悠久的名称，叫作希波克拉底复位法，从名字不难看出，这个手法和 2000 多年前的古希腊名医希波克拉底有着密切关系。

其实这一点也不奇怪，毕竟肩关节前脱位的发病率很高，因此很早就引起了医生的重视。而且希波克拉底对于这种疾病的研究还不仅限于此，有些肌肉发达的人在肩关节前脱位的时候肌肉痉挛，医生很可能根本拽不动他的胳膊。面对这种情况，希波克拉底也有很好的解决方案，那就是对患者的胳膊进行牵

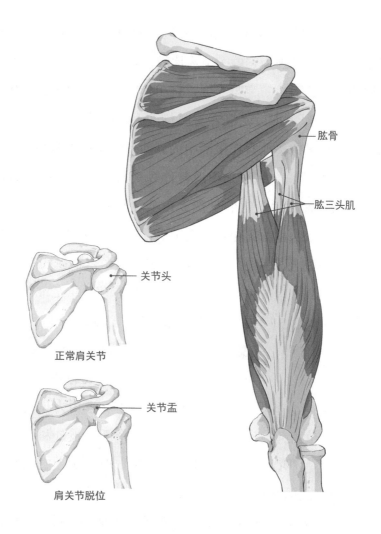

肱骨

肱三头肌

关节头

正常肩关节

关节盂

肩关节脱位

引治疗，当肌肉松弛之后，再进行复位就容易得多了。

这个复位方法固然很好，但胡乱尝试还是有风险的，特别是老年人和存在骨质疏松的人，使用这种方法很有可能造成肱骨骨折。所以遇到这种情况的时候，最好还是乖乖听骨科医生的建议。

遇到关节脱位还是要医生来治疗，那我们自己能做些什么呢？当然就是尽可能预防关节脱位的发生。事实上，养成一个小习惯，就能有效预防发生在**肘关节的桡（ráo）骨头半脱位**，这种脱位是儿童很常见的疾病，而且发生在 2 岁左右的孩子身上的概率最高。

为什么这种脱位经常发生在孩子身上呢？因为人体发育是一个漫长的过程，对于 2 岁左右的孩子来说，桡骨头还没有发育完善。成年人的桡骨头是圆球形的，嵌入在关节窝中也比较牢固，但是小孩的桡骨头还没长成圆形，所以只要遇到外力牵拉胳膊，桡骨头就很容易从关节窝里脱离出来。

而在孩子成长的日常生活场景里，胳膊被大力牵拉的情况相当常见。比如，父母每人拉着孩子的一条胳膊把孩子提起来，让孩子两脚离地，就像打秋千一样朝前边荡过去。这是一种很常见的小游戏，很多孩子都喜欢这种玩法，但这非常容易造成桡骨头半脱位。

事实上，不仅仅是这种情况，只要是拉孩子胳膊的力量太大，都有可能造成这样的后果。家长拉着孩子的手走路时，如果孩子被绊倒，家长当然会猛地发力，向上拉孩子的手，这样也有可能造成脱位；给孩子换衣服的时候，也有可能向上拉孩子的胳膊，这也存在脱位的风险。因为各种原因引起的牵拉都有可能造成桡骨头半脱位，所以这种疾病也被称为牵拉肘，而且是儿童常见的骨科损伤。

总之，想要预防桡骨头半脱位，就要避免用力拉扯孩子的手和前臂。当然，引起桡骨头半脱位的原因实在太常见，即便家长尽量注意，也未必能完全避免，如果真的遇到了这种疾病，又该怎么办呢？好消息是，在骨科医生的眼里，桡骨头半脱位的复位是非常常见而简单的操作，甚至什么设备都不需要。唯一的副作用是复位过程中多少还是有点不舒服，所以复位结束后孩子可能会哭一会儿。

　　了解这类疾病之后，我们也就知道了，骨科医生仅仅通过手法复位就可以有效地治疗关节脱位。但是，骨科医生的能力可不只局限在手法复位上，手术刀才是他们真正的利器。骨科手术的历史相当悠久，甚至在无菌术和麻醉技术出现之前，骨科医生就已经广泛开展了截肢手术，这又是怎样一段惊心动魄的故事呢？

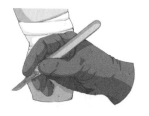

截肢：曾经的常规手术

　　截肢手术或许是外科学历史上最让人印象深刻的手术之一了，毕竟它的目的是去除人身体上极为重要的肢体，会给接受手术的人留下一生都无法抹去的沉重记忆。不得不说，截肢手术是一种无论规模还是伤害都极大的术式，但难以想象的是，在麻醉和无菌术这外科两大基石出现之前，外科医生就已经广泛地开展了截肢手术。

　　其实，医学产生的目的是解除患者的痛苦，而不是无谓地增加苦难。但是在医学并不发达的时代里，很多疾病缺少有效且痛苦小的治疗方法，因此外科医生只能采取简单粗暴的治疗手段，选择截肢这样的毁损性手术来拯救患者的生命。

　　很容易想到，最容易大批量出现四肢严重外伤的场景就是战争，如何处理战场上的伤员成了外科医生长久以来的重要难题。早在 16 世纪，法国医生安布路易斯·巴累（Ambroise Paré，1510—1590）就进行了积极有效的尝试，当时最流行的办法是把滚烫的热油浇在患者的伤口上，现在看来这不仅不是治疗，而完全可以算作一种残酷无情的刑罚。

　　巴累第一次上战场的时候，恰好遇到伤员需要治疗，但油已经用完的尴尬情况。为了减轻患者的痛苦，巴累采取了一种非常规的做法——他将蛋黄和油料等东西混合在一起，然后敷在患者的伤口上。当天晚上，他意外地发现，经过这样处理的伤员反而不像那些被热油浇过的患者一样发出凄厉的惨叫，这给了巴累启发：对于伤口也许还有其他更好的处理方法，而仅仅是用热油。

　　在此之后，巴累沿着这个思路继续前进，并且发明了**清创缝合术**。简单地说，外科医生可以将患者的伤口缝合，从而减少出血和感染。这项技术堪称外科学领域最基本的技术，经过四百余年的演变，并没有本质上的革新，只不过是对巴累的创造不断进行补充和完善。仅从这一项技术来说，巴累就堪称现代外科学的创始人。

　　但是，无菌术和麻醉都是在 19 世纪中期才出现的，有了这两项技术，外科医生才能从容地进行手术，而不必听着手术患者的惨叫声，并冒着巨大的感染风险进行操作。因此，在缝合术出现后的大约 300 年时间里，外科医生只能尽可能缩短手术时间，这样患者才能承受得住手术带来的痛苦。在这种情况下，评判一个外科医生水平高低只需要一项标准，那就是速度。

法国大革命期间，拿破仑·波拿巴（Napoléon Bonaparte, 1769—1821）异军突起，不但成了法国的领袖，而且登基成为皇帝。在拿破仑的一生中，多米尼克·让·拉雷（Dominique Jean Larrey, 1766—1842）医生自始至终都追随在他左右，陪伴他参加了每一场战争。在作为军医的过程中，拉雷医生创造了一个前无古人，只怕也后无来者的纪录：他在 24 小时之内进行了 200 多例截肢手术。只需要简单计算就可以知道，哪怕拉雷医生不吃不喝不睡地连续工作，他留给每位伤员的时间也只有大约 7 分钟，不难想象他所进行的截肢手术是何等简单粗暴。

值得一提的是，在急救医学领域，拉雷医生有着极其重要的地位。拉雷医生发明了一种叫作"飞行马车"的急救设备，这是一种轻便马车，可以把伤员从战场运送到后方进行抢救和治疗，它正是今天的救护车的雏形。这个发明虽然看起来很简单，不过是使用一种快速的交通工具来运送病人，但事实上，这是对急救理念的一次彻底革新。

在此之前，士兵如果在战场上负伤，那么只能在原地等着医生的救治。战斗结束之后，己方胜利还好，如果己方战败，后果真是无法想象。而拉雷使用飞行马车进行救助，则是施行了一个完全不同的理念，也就是第一时间让伤员脱离其受伤的环境。千万别小看这个理念，它将急救医学划分成了泾渭分明的两个时代。

今天如果发生交通事故或地震等自然灾难，医护人员的做法便是如此：首先对患者进行最基本的处理，之后争分夺秒地将患者运送到医院，再继续下一步的治疗。这个做法在如今的我们看来司空见惯，其实正是对拉雷医生急救理念的践行，我们没有觉得这个做法有什么特殊之处，这恰恰说明了这一理念的影响力之大——它已经成为我们心中理所当然的事情。

拉雷医生进行一次截肢手术只需要几分钟，但他的手术速度仍然不是最快的。截肢手术的纪录保持者是英国医生罗伯特·利斯顿（Robert Liston，1794—1847），他的最快纪录是 28 秒，同时这个手术也创造了外科历史上另一个绝无仅有的纪录，死亡率 300%。也就是说，做一次手术居然死了三个人。

第一个受害者当然是接受手术的患者，因为当时没有无菌术，哪怕利斯顿医生手再快，也阻止不了细菌感染，患者就这样死于术后感染；第二个受害者是利斯顿医生的助手，因为利斯顿医生手太快了，在切除患者一条腿的时候还不留神切掉了患者一侧阴囊，以及助手的两个手指头，这导致助手也因为感染丢掉了性命；第三个受害者则纯属意外，因为这场手术带来的视觉冲击力过于强劲，以致一位观摩手术的热心群众竟当场吓死了。

事实上，19 世纪中期之前的外科医生能够进行的手术操作十分有限，但他们还是怀着一颗济世救人的心，在极其艰苦的条件下开创了种种极限操作。他们凭借无比迅捷的速度，进行了包括泌尿系统结石切开取石术、乳腺癌切除术等手术。他们在这个过程里确实给患者带来了很多痛苦，这是不争的事实，但当我们回过头来看这些故事的时候，我们不应苛责这些努力的外科医生。

毕竟在他们所生活的时代，他们已经把自己能做的一切做到了最好，正如每一个时代里的医生所做的那样。

第8章

呼吸系统：昼夜不停的通风系统

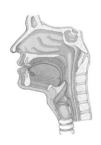

上呼吸道：层层关卡只为安全

我们只要活着就需要消耗能量，这一点很容易理解，但是摄入能量是消化系统的任务。靠着它的辛勤工作，我们已经从各种营养物质里得到了自己所需的能量，这难道还不够吗？为什么还需要从空气中吸收氧气呢？原来，我们体内有很多种营养物质可以提供能量，比如糖原和脂肪，但是不同的营养物质提供能量的方式不一样，有些是直接提供能量，有些则是间接供能的。

我们可以打个比方，瓦特改进的蒸汽机是烧煤的，烧煤产生的热量把水加热成水蒸气，水蒸气的体积比液态的水大得多，它们在体积扩张的时候自然会产生动力。在这个过程里，水蒸气负责直接提供能量，而煤炭是间接提供能量。在我们的体内也是如此，糖原和脂肪都是存储能量的物质，它们负责间接提供能量，而真正在最前线提供能量的物质是一种叫作**三磷酸腺苷**的分子，缩写是 ATP。

ATP 参与了细胞里非常重要的化学变化过程，能够直接给细胞提供能量，可以说我们什么时候都离不开它。而 ATP 参与的这些化学变化在绝大部分情况下是离不开氧气的。简单地说，在给人体直接提供能量的时候，氧气必不可少，因此它是我们身体正常运行不可或缺的物质。

充斥在我们身边的空气大约有 21% 的成分是氧气，可以说它并不是稀缺的物质，但是把这些氧气摄入我们体内、被我们充分利用，那就不是一件简单的事情了。我们不但需要一套能够提供负压的"设备"，由它负责把空气抽吸到体内，还需要一套能进行复杂化学反应的"装置"，把氧气牢牢地"抓住"。

尽管这个过程非常复杂，但好在我们体内有呼吸系统存在，它承担了获取氧气的全部工作，为我们提供了"一揽子"解决方案。整个呼吸系统可以分成两部分，分别是**呼吸道**和**肺**，其中呼吸道是空气进入的通道，而肺则负责气体交换。呼吸道可以分为**上呼吸道**和**下呼吸道**，前者包括**鼻、咽**和**喉**，后者则包括**气管**和**支气管**。

鼻子是个有趣的器官，不但是呼吸道的起始部，而且负责嗅觉。我们一般认为嗅觉和味觉是两回事，嗅觉负责了解东西的气味，味觉则让我们知道东西在嘴里是什么味道。但事实上，嗅觉和味觉的关系非常密切，我们所认为的味觉很大程度来自

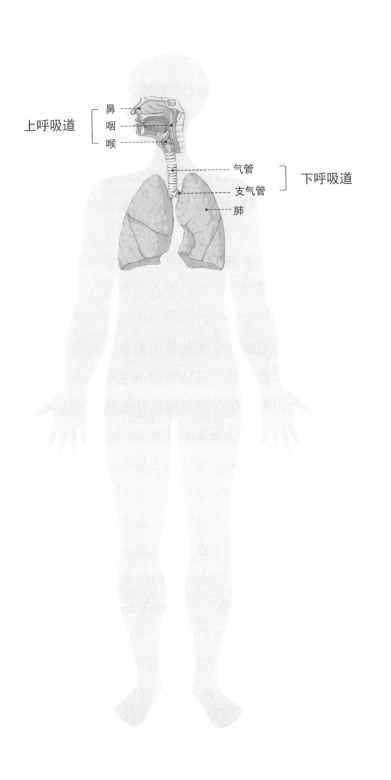

上呼吸道 ｛ 鼻
          咽
          喉

气管
支气管   ｝ 下呼吸道
肺

于嗅觉，所以感冒的时候经常会觉得吃什么东西都没味道，其实是因为鼻塞这个症状影响了我们的嗅觉，进而影响了味觉。

空气经过鼻腔之后，就来到咽部。会厌在这个部位像大门一样，控制着空气和食物前进的方向。接下来就是喉部，喉不仅仅是空气的通道，也是我们能够说话的基础，因为它还是个发声器官。组成喉的是几块软骨，还有周围的韧带、肌肉和关节，其中最大的一块软骨叫作甲状软骨，它的上端有一块明显的凸起便是**喉结**。事实上，不管男人还是女人都有喉结，只不过成年男性身上喉结更明显罢了，它的存在在西方历史上还有一个有趣的传说。

按照《圣经》的记载，上帝创造出世界上第一个人类，也就是亚当，之后又用亚当的一根肋骨创造了夏娃，并且让他们幸福快乐地生活在伊甸园里。伊甸园里什么都有，不过上帝特别叮嘱他们，有一棵树上的果子是"禁果"，绝对不能吃，但是在一条蛇的诱惑之下，亚当和夏娃还是充满好奇心地品尝了果实的味道。

喉结的传说正是从这个故事里衍生而来的。传说上帝为了惩罚亚当，于是让禁果的果核卡在亚当的喉咙里，便形成了喉结，而苹果这种常见的水果也被当成禁果的形象。就这样，喉结有了另外一个名字"亚当的苹果"（Adam's apple）。不同的语言承载了不同的文化背景，而在英语中，"亚当的苹果"并不是真正的苹果，而是由甲状软骨撑起来的那个明显的凸起。

不得不说，由鼻、咽、喉构成的上呼吸道结构十分复杂，我们不由得想问，用嘴不是也一样可以呼吸吗？这么复杂的结

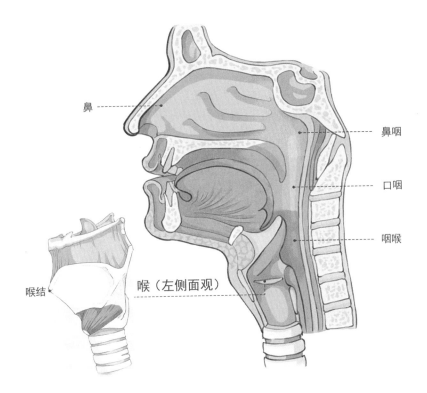

鼻

鼻咽

口咽

咽喉

喉结

喉（左侧面观）

构有存在的必要吗？当然有。想理解这个问题，我们不妨把呼吸系统和消化系统做个对比。消化系统的"容错率"比较高，毕竟胃里有强酸性的胃液，可以有效地杀死细菌，而且整个消化系统的容量很大，就算是食物里混进了一些不该有的东西，比如一块小石头，只要跟着其他食物经过一遍消化过程，然后随着粪便排出去，也并不会对人体造成太大危害。

　　而呼吸系统则不然，对于呼吸系统来说，下呼吸道处理的东西是气体，如果混进来不该有的东西，它是没办法有效排出去的。所以上呼吸道必须解决这个问题，把不该进来的东西统统挡在外面。鼻腔之中有鼻毛，可以阻挡大颗粒的粉尘，呼吸道的细胞还能分泌黏液，也能附着细小的粉尘颗粒和微生物，并且排出体外。除此以外，上呼吸道还可以对吸入的空气进行加热，不让肺受到刺激。

上呼吸道的这些功能非常重要，而用嘴呼吸就不能实现这些目的。我们剧烈运动或者鼻塞的时候，通常也会用嘴呼吸，但这只是暂时的，如果长时间如此，将会带来非常严重的问题。

成年人用嘴呼吸会让口腔变得极其干燥，引发一系列口腔问题。对于儿童来说，长期用嘴呼吸的危害更大，因为这会影响儿童面部的发育，甚至对相貌产生影响。因此，如果发现儿童有用嘴呼吸的习惯，那么一定要尽早就诊，找到病因，不管是鼻中隔的问题，还是扁桃体的问题，都需要尽早确诊才能得到有效治疗。

简而言之，呼吸系统和气体打交道，所以整体来说管腔都比较窄，这样才能阻挡不该进来的东西。而上呼吸道的任务则是对气体过滤、保湿和加热，这样一番处理之后，空气才来到了下呼吸道，其中的氧气正是在这里被摄入我们的身体，为身体产生能量贡献力量。

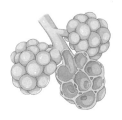

下呼吸道：气体交换的场所

下呼吸道是由气管和各级支气管组成的。其中的**气管**并不长，只有 11 ～ 13 厘米，在食管的前方。它是气体通过的管道，大致呈圆筒状，而且有很好的弹性。气管能保持自己的形状，靠的是 16 ～ 20 个 C 形的软骨，软骨之间有结缔组织和肌肉把它们连接到一起，这样就形成了一条完整的管道。

气管可以算是呼吸系统的总管道，在一路向下走行的过程中，气管也逐渐分级，变得越来越细。在第一个分级的地方，气管就过渡变成了两根**主支气管**，分别是**右主支气管**和**左主支气管**。虽然都是主支气管，但二者略有不同：右主支气管走行比较陡直，而且粗、短；左主支气管则走行比较斜，而且细、长。如果有异物闯过了上呼吸道的阻拦，来到了下呼吸道，那么通常都会掉到右主支气管里，这也是由我们身体自身的特点决定的。

和两根主支气管连接到一起的就是**肺**，肺是由各级支气管和无数**肺泡**组成的。支气管进入肺之后，就逐渐分级，形成越来越多的分叉，而且越来越细，这些支气管的末端就是肺泡。这样的结构让支气管看起来就像是一棵倒挂起来的树，所以也被称为支气管树。一棵树可以分成几个大的树杈，支气管的结

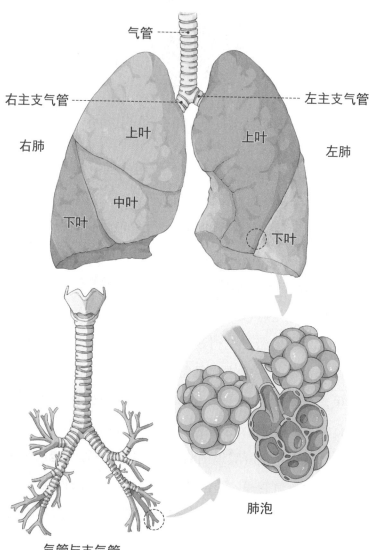

气管

右主支气管

左主支气管

右肺

上叶

上叶

左肺

中叶

下叶

下叶

气管与支气管

肺泡

构也同样如此。根据支气管的主要分支，医生把左右两肺各自分成了 10 个肺段，别看肺是一个整体，但每个肺段之间是相对独立的。

在发生某些疾病的时候，医生需要将肺进行部分切除来治疗，在这种情况下，按照肺段切除就可以尽量减少手术对肺的损伤。值得注意的是，若干个肺段还形成了另外一个层次的结构，也就是**肺叶**。肺叶之间有明显的裂隙把肺分隔开来，左肺可以分成上叶和下叶，右肺可以分成上叶、中叶和下叶。对外科医生来说，这些分区对于手术特别有用。

支气管分级到最细小的一级时，就和肺泡连接到一起。肺泡上布满了毛细血管，当空气接触到它们的时候，就可以和血液中的血红蛋白接触，血红蛋白就会把氧气和自己牢牢地结合在一起。这样一来，血液就在肺部吸收了足够的氧气，从暗红色的静脉血变成鲜红色的动脉血，而这个过程也见证了呼吸系统和循环系统的联系。虽然我们的身体被人为地划分成几个系统，但事实上它们之间相互协作，从来都密不可分。

说到这里，你也许会有疑惑。我们已经知道，血液循环可以分为肺循环和体循环，肺循环负责让血液吸收氧气，体循环负责把氧气运送到全身。可是肺也需要血液提供氧气和其他各种养分，谁来管它呢？解决这个问题的方案很巧妙，肺里有两套血管系统。

其中一套属于肺循环，由肺动脉和肺静脉组成，我们已经很熟悉了。而另一套属于体循环，由**支气管动脉**和**支气管静脉**组成，正是它们给肺提供了营养。也就是说，肺循环跟"肺"

有关系，而体循环跟"肺和身体所有器官"都有关系。这种有两套血管系统的器官并不是个例，对于自身功能可以影响血液成分的器官来说，两套血管是非常必要的，一套由器官用来完成自己的工作，而另一套则是给器官本身做后勤保障的。比如肝脏，它可以清除血液里的代谢产物，所以也有两套血管系统。

现在我们知道，呼吸系统可以分成呼吸道和肺两部分，前者是空气通道，后者负责气体交换。但问题是，肺需要扩张形成负压，这样才能让空气流入其中，可是谁来给肺提供动力呢？这就需要其他器官来帮忙了。

首先要说的就是**胸廓**，它的支架是由胸椎、胸骨、肋骨和肋软骨围成的"笼子"，而这个"笼子"的不同骨头之间存在着肋间肌等肌肉。这样的结构相当巧妙，它的特点就是不但坚固而且能活动。坚固当然是必要的，毕竟胸廓里有肺、心脏和大血管，不管哪一个受了伤都是致命的，如果胸廓不坚固，我们的生命安全都没有保障。但另一方面，肺必须改变容积才能形成负压，进而吸入空气，所以胸廓又必须能活动。而对于胸廓来说，以骨头"笼子"为支架、肌肉填充包裹的结构，就恰恰起到了坚固且能活动的作用。

可问题是，胸廓活动的时候，是怎么把肺带动起来的呢？靠的是**胸膜**。胸膜可以分成两层，它们形成了一个潜在性的腔隙，叫作**胸膜腔**。这句话是什么意思呢？我们可以把胸膜想象成一个塑料袋，我们往里面灌进去几十毫升润滑油，然后把里面的气体全部放出来，再把塑料袋的口彻底封死、铺平，这样就和胸膜腔十分相似了。也就是说，在正常情况下，胸膜腔里只有一点起到润滑作用的液体，并没有气体，甚至可以说没有"腔"，这就是"潜在性"的含义。

　　胸膜的其中一层和胸壁紧紧贴在一起，叫作**壁层胸膜**；另

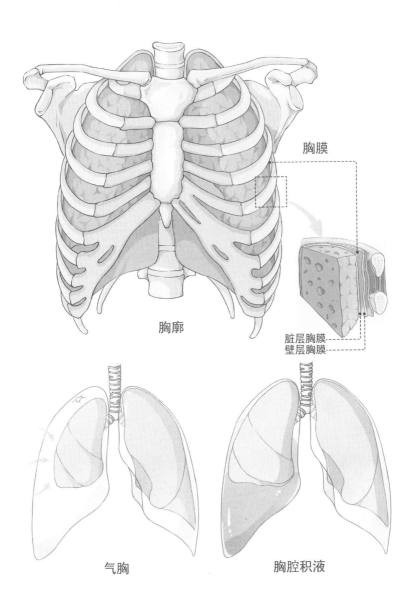

胸廓

胸膜

脏层胸膜
壁层胸膜

气胸　　　　　　　　胸腔积液

一层则和肺贴在一起，叫作**脏层胸膜**。胸廓扩张的时候会牵拉壁层胸膜，让胸膜腔形成负压，这也就带动了脏层胸膜，而脏层胸膜则将肺牵拉起来，让它把空气抽吸进来。显而易见，胸膜腔里的负压是肺扩张的动力。也很容易想到，只有当胸膜腔里没有气体、只有极少量液体的时候，才能达到这样的效果。一旦这种正常的生理状态被打破，也就意味着出现了会影响呼吸的疾病。

当胸膜破裂，外界气体进入胸膜腔的时候，也就形成了**气胸**。而在患有肺结核、癌症等疾病时，胸膜腔里会因为渗出形成积液，也就是**胸腔积液**，其实这种情况被称为胸膜腔积液更准确。不管是气体还是液体，只要量足够多，都会影响胸膜腔形成负压，进而影响呼吸，因此上述这些疾病都有可能造成呼吸困难。医生遇到这些情况的时候，会从两个方面下功夫，一方面去除病因，阻止更多的气体和液体在这里出现，另一方面则是进行胸膜腔穿刺，把已经进入胸膜腔的气体和液体抽出来。

总之，下呼吸道的任务就是完成气体交换，把空气中的氧气吸收进入血液。而各种肌肉的活动牵拉胸膜腔，进而使肺完成扩张，达到吸入空气的目的。完成这个过程所需要的器官和组织如果出现了疾病，当然就会影响我们的呼吸。

问题是，正常情况下我们胸廓里是肺这样一个组织疏松的器官，在气胸的情况下胸廓充斥着气体，而发生胸膜腔积液的时候液体又占据了大量空间，对于这些不同的情况，医生是怎么知道的呢？很简单，胸部 X 线片、CT 和磁共振都能解决这个问题。

那么，在发明这些检查方法之前，医生就束手无策吗？

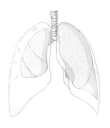

叩诊与听诊：医生的两大法宝

胸腔里的一切都在肋骨和胸壁肌肉的保护下，医生根本不可能不打开胸腔就直接观察到它们的情况。但需要了解病情的时候，医生又迫切地想知道胸腔里到底发生了什么变化。比如，存在感染、肿瘤等情况时，胸腔里都有可能出现积液，医生们想知道到底有没有积液存在，积液的量有多少。几百年前的医生能做些什么，从而了解胸腔里的情况呢？

在这个问题上率先作出突破的是一位生活在 18 世纪的奥地利医生，叫作利奥波德·奥恩布鲁格（Leopold Auenbrugger，1722—1809）。他的父亲是一个酒馆的老板，这样的家庭出身让奥恩布鲁格理所当然地掌握了一项基本技能，那就是通过拍打酒桶来判断里面的酒有多少。这个技巧的原理很简单，物体密度的变化会影响它被拍打时振动频率的变化，进而引起声调的变化。类似的生活技能其实我们每个人都不陌生，挑西瓜的时候我们都会这么干，毕竟不是所有西瓜都保熟。

不得不说，拍酒桶确实让奥恩布鲁格掌握了一些声调变化的秘密，而对他发明新技术更有帮助的是他还热爱音乐。奥恩布鲁格在学习音乐方面有一些相当便利的条件，因为他的父亲和莫扎特（Mozart，1756—1791）是朋友，而且他的家里也经常举行音乐表演，但遗憾的是他的音乐天分似乎无法和天才比肩，莫扎特对他的音乐作品并没什么好印象。只不过，就算得不到莫扎特的青睐，奥恩布鲁格在音乐方面的基本功也已经足够他分清楚不同声调的变化了。

有了拍酒桶和演奏音乐的经历，奥恩布鲁格还需要机会把它转变为对医学有用的技能。好在他学习相当勤奋，并且于 18 世纪中叶在奥地利首都维也纳成为一名医生。正是在这段时间里，他开始把拍酒桶的技术用到了病人身上，这就是被一直沿用到今天的**叩诊**。对于医生来说，叩诊至今仍是最基本、最重要的技能之一。

从某种程度上说，人的胸腔和酒桶确实很相似。当胸腔出现积气，也就是气胸的时候，整个胸腔就像是一个空酒桶，拍起来就会发出高声调的响声，如同敲鼓一般，因此医生们称之为鼓音真是一点也不奇怪。而健康人体的胸腔之中是正常工作的肺，虽然不像气胸的时候有那么多气体，但是肺也不是实心的，里面的气体含量仍然很高，此时进行叩诊发出的声音被医生称为清音。而在感染等情况下，肺里会出现分泌物，这些黏糊糊的东西充斥在呼吸道之中，也会改变叩诊时发出的声音，因此有可能出现浊音。而当存在大量胸腔积液的时候，叩诊则有可能呈现为实音。

通过这些不同的声音，奥恩布鲁格便可以推测出患者胸部的情况，他花费了 7 年时间来完善自己发明的叩诊技术，并且在 1761 年出版了一本小册子《用叩诊发现人体胸腔内部疾病的新方法》。尽管回头看去，这本书堪称诊断技术的里程碑，在当时却没有引起足够的重视，有些医生认为希波克拉底早就发现了叩诊，也有些医生认为这项技术毫无价值。虽然奥恩布鲁格一生事业有成、衣食无忧，还获得了贵族的封号，但是医学界对叩诊技术的态度却不够公平。

我们已经知道，叩诊虽然被冷落了，但这只是暂时的。几十年后，一名法国医生重新发现了它的价值，这位医生叫作让·尼古拉斯·科维萨（Jean-Nicolas Corvisart，1755—1821）。科维萨师出名门，他和发现组织的比沙一样，是德索医生的学生，只不过比沙也曾跟随科维萨学习，所以既是科维萨的师弟，也是他的学生。因此在当时的医学界，科维萨的声名甚至比比沙更高也毫不奇怪，1804 年他能成为拿破仑皇帝的御医就是明证。显然，为拿破仑服务并没有让科维萨停止医学探索的脚步，1808 年，他翻译了奥恩布鲁格关于叩诊的著作，并且添加了大量自己的经验和心得，这本原来只有 95 页的小册子变成了 440 页的大部头，叩诊技术就这样重见天日。

更重要的是，科维萨把自己的发现毫无保留地传授给了自己的学生雷奈克（Laennec，1781—1826），这位学生不但继承了叩诊法，而且在此基础上发明了听诊器，让听诊也成了一项极为重要的诊断技术。

与奥恩布鲁格一样，雷奈克在音乐方面也颇有造诣。他很善于演奏长笛，毫无疑问，这也使他对音调的变化十分敏感。

而且他受到了科维萨的悉心教导，对于胸部的病变十分感兴趣，他意识到当时的听诊技术受到了很大的限制。在 19 世纪初期，医生们虽然会对病人进行听诊，但只能将自己的耳朵直接贴到病人身体上，这种直接听诊法虽然有用处，但是缺点也十分明显。

一来，不是每一个病人都注意保持身体清洁，有些病人污秽的身体让医生并不愿意将耳朵贴上去；二来，有的患者比较肥胖，用耳朵直接听未必能听清楚；三来，男医生对女病人进行直接听诊显然很不方便。雷奈克在无意之间看到了小孩子做的一种游戏，这让他发现自己似乎有可能解决听诊法的三个缺点。那么，究竟是什么游戏启发了雷奈克呢？

这个游戏很简单，两个孩子把一根长长的木头当成玩具，一个人把耳朵贴在木头一端，另一个人则在另一端敲打木头，耳朵贴在木头上的孩子就能听到声音。这个游戏的原理无非是用物体来传导声音，但在充满创造力的头脑里，一个小火花就能带来新的发明。于是雷奈克用纸卷成圆筒，然后把圆筒的一端放在患者身上，这让他能更清楚地听到患者心脏和肺的声音。

接下来，欣喜若狂的雷奈克用木头制造出了最早的听诊器。虽然最早的听诊器结构非常简单，看起来就是一个圆柱形的木筒罢了，但这足以载入史册，因为这是医生们拥有的第一个可以不打开人体，就能了解人体内部病变情况的器具，是一种探查人体的全新方法。正是由于听诊器作用重大，因此在之后的几百年时间里，它成为全世界医生都随身携带的东西，直到今天依然如此。

甚至可以说，听诊器几乎成了医学的标志。从这样的故事里也可以看到，医生对于呼吸系统疾病是何等重视，在千百年的时间里，医生为了了解呼吸系统的秘密又经过何等艰难的历程。只不过，我们还要提一个小问题，为什么雷奈克对于了解呼吸系统的秘密如此热衷，难道仅仅是因为老师科维萨的教导吗？不。雷奈克的故事里还有另外一个主角，它困扰了人类无数的岁月，哪怕到今天仍是如此。

它是谁？

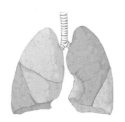

肺结核：不曾离去的瘟疫

在听诊器的发明人雷奈克的一生里，那个叫作肺结核的幽灵始终盘旋在他的头顶。雷奈克 6 岁的时候，肺结核夺走了他母亲的性命，而且他本人也没能逃出肺结核的魔掌，正是这种可怕的疾病结束了他短暂的一生。事实上，在他拼尽全力撰写《心肺疾病间接听诊法》一书时，他正承受着肺结核的无尽折磨，可以说他是耗尽了生命去对抗自己的，也是全人类的敌人。

更难能可贵的是，雷奈克在这种状态下，依然努力把自己的全部学识传授给学生。在他的带领下，学生要先到病房去查看病人，由雷奈克演示如何对患者进行检查，然后再回到课堂上进行授课。这样一来，学生就能更清楚地了解病人的症状与其背后的病因之间的关系，这样的教学方式特别强调了要重视临床的价值。在今天的医院里，我们依然能看到查房制度，上级医师会带领下级医师和医学生检查病人，并且对病情进行详细分析，这一切都可以算作是雷奈克在对抗肺结核时留下的伟大遗产。

那么，肺结核究竟是什么？引起结核病的罪魁祸首是**结核分枝杆菌**，这种细菌会在人体引起慢性感染，并且会侵及全身各种器官，而它的毒手最常伸向肺脏，这就是我们所熟知的**肺结核**。在人类的整个历史上，结核病一直和我们相伴而行，无数人因为它失去了生命，但只有那些知名人物被我们记住，可哪怕是这样，只是简单地数一数有多少名人死于结核病，我们也能列出一个长得令人难以置信的名单：波兰音乐家肖邦、俄国文学家契诃夫、英国作家劳伦斯、美国作家梭罗，我国建筑学家林徽因、元帅徐向前……

在漫长的历史中，医生们使出浑身解数寻找战胜结核病的方法，但直到 20 世纪 40 年代才终于有了解决方案，攻克这个难题的功臣是一位生物化学家、微生物学家，叫作塞尔曼·亚伯拉罕·瓦克斯曼（Selman Abraham Waksman，1888—1973）。

瓦克斯曼是个出生在乌克兰的犹太人，1910 年全家搬到美国，后来还加入了美国国籍，所以我们通常把他算作美国科学家。让我们注意一下他生活的年代：瓦克斯曼在 1918 年获得了博士学位，这一年正好是第一次世界大战结束的年份，而他研究如何攻克结核病的时间是 1940 年，正是第二次世界大战开始的第二年。

两次世界大战在某种程度上启发了瓦克斯曼，他想到人类之间会爆发战争，而微生物的世界里同样存在战争一般的激烈竞争。因此，既然结核病的结核杆菌（结核分枝杆菌的俗称）是一种微生物，那么自然界里很有可能存在某一种或者很多种微生物，它们和结核杆菌是敌对关系，它们的身上就隐藏着对抗结核杆菌的"武器"。

现在看来这个思路是非常正确的，而且瓦克斯曼在这个领域有很大的优势，因为他的研究方向就是土壤细菌学。他只要在自己的研究领域里多加留心，到处寻找那些能战胜结核杆菌的微生物，然后从这些微生物里提取有治疗作用的成分，那么也就距离胜利不远了。

就这样，瓦克斯曼开始了自己漫长的寻找，也许一开始他本人也不会想到，这条思路居然带给了他如此丰硕的成果。1940年，他发现了放线菌素，这种混合物不但能对抗细菌和真菌，甚至能治疗肿瘤。1942年，他发现了棒曲霉素，这种东西同样可以对付细菌、真菌和肿瘤，但是因为毒性太大所以缺少使用价值。而到了1943年，瓦克斯曼终于迎来了他一生中最重要的发现，也就是我们所熟知的**链霉素**。

链霉素是在链霉菌中发现的，对于结核杆菌有很强的杀伤作用，但能杀死细菌还远远不够，只有对人体不会造成明显的危害，才能被医生在临床上应用。幸运的是，链霉素同时具备了这两个特性，于是它成为继青霉素之后人类拥有的第二种抗生素。在之后的几十年里，链霉素一直都是治疗结核病最重要的药物之一。也正是因为这样重要的发现，瓦克斯曼获得了1952 年的诺贝尔生理学或医学奖。

在此之后，科学家又陆续发现了很多种可以治疗结核病的药物，比如异烟肼、利福平、丙硫异烟肼，等等。有了这么多种抗生素可以使用，彻底战胜肺结核是否可以被提上日程了呢？并没有。尽管众多抗生素的出现一度给我们带来了乐观的未来，但在实际执行的过程里，现实给了我们当头一棒。

在治疗肺结核的过程中，如果病人按照医生的建议，足量足疗程地使用药物，一次性将体内的结核杆菌消灭殆尽，那这将是最理想的结果。这样的过程看起来非常简单，无非是按时吃药而已，但事实上并不简单。很多病人都会擅自中断服药，而这么做的原因有很多，可能药很贵，可能药的种类太多、吃起来麻烦，也可能病人觉得病情缓解了，没必要继续吃药。

治病不是蹲监狱，医生也无法像警察一样让患者进行强制治疗，而只能尽量告诉病人足量、足疗程用药的重要性。至于病人是不是能按照医生的建议执行，就全凭自觉了。如果医生嘱咐得不够清楚、详细，或者病人没有按照医生的建议去做，那么就会带来一个严重的后果，也就是我们并不陌生的耐药性。

什么是耐药性？进化论可以给我们解答。细菌在人体内繁殖，当抗生素对它们进行打击的时候，需要足够长的疗程，对抗生素抵抗力低的细菌先被消灭，而那些更顽强的细菌存活的时间更长。当细菌数量减少到一定程度，但还没有被彻底消灭的时候，病人身上的症状已经明显减轻了，这也会让病人觉得自己已经康复了。

　　但事实并非如此，那些存活下来的细菌相当于经过了一次筛选，被抗生素筛选出抵抗力更强的个体。不难想象，当这些细菌再次繁殖的时候，它们产生的后代遵循了进化论揭示的规律，它们的特性会被保留下去。可以说，这次抗生素治疗确实减轻了患者的症状，但同时也为我们制造了更强大的敌人。这样的过程发生一次也许并不会有多大危害，但发生两次、三次甚至更多次呢？别忘了，结核杆菌这样的细菌会导致传染病发生，它们在一位病人身上经过这样的洗礼之后，还会传播到其他人身上，获得再次接受这种洗礼的机会。

　　终于有一天，有些结核杆菌已经不再畏惧链霉素的杀伤力，它们对于链霉素产生了耐药性。更可怕的是，如果某个结核杆菌的菌株对很多抗结核药物都产生了耐药性，这就意味着它们产生了多重耐药性。如果这样的过程反复发生，我们终将迎来无法治疗的结核杆菌，以及其他很多种**多重耐药菌**。

　　2005 年，南非已经出现了多重耐药结核菌导致的结核病流行，这绝不是一次简单的传染病，而是给我们敲响了警钟。我们仍然处在传染病时代，如果没有对它们进行科学有效且严谨的治疗，那些曾经让我们占了上风的古老传染病依然有卷土重来的可能。

　　对于肺来说，肺结核绝不是来自外界的唯一威胁，人类的一种行为也会对肺造成极大的伤害。讽刺的是，哪怕是在今天这个科学昌明的时代里，数以亿计的人依然对这种伤害自身的行为乐此不疲，任由其伤害自己的肺，乃至整个呼吸系统。他们究竟在做什么？

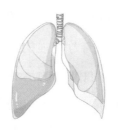

吸烟：肺癌的诱因

1492 年，哥伦布（Colombo，约 1451—1506）发现了新大陆，他发现印第安人有抽烟这种十分独特的习俗。当时的印第安人所吸食的烟草比今天的烟草有更强的致幻作用，印第安人认为，进入迷幻的状态可以让自己和幽灵进行沟通，而当地的巫师自然对这样的行为乐此不疲。不仅如此，印第安人还发现吸食烟草可以起到止痛的效果，因此烟草燃烧的烟雾也成为不可多得的良药。

正是因为烟草具有如此强大的效果，印第安人把它们纳入到自己的日常生活中，不单自己在吸烟中寻找刺激，更使吸烟成为社交礼仪的一部分。认识新朋友要抽烟，和老朋友相聚要抽烟，与邻居搞好关系更是要抽烟，看到外来的欧洲探险者时，自然也要把烟草当成最好的礼物来馈赠。就这样，欧洲人轻而易举地得到了印第安人的烟草。

在接下来的时间里，探险家和商人不停地探索着整个世界，他们在寻找财富的过程中也把烟草带到了世界各地。更何况烟草具有很强的成瘾性，让人一旦沾染就欲罢不能，于是迅速传遍全球，造就了不计其数的瘾君子。17 世纪，身居罗马的教皇不得不发布禁令，禁止所有人在教堂里吸烟，因为当时吸烟的人实在太多，教堂门口总是积着厚厚的烟灰，实在是有碍观瞻。

在烟草席卷全球的浪潮里，中国也没能置身事外。17 世纪上半叶，烟草进入中国之后，迅速在这里扎根，尽管政府曾经下达了禁烟的命令，但是根本无法阻挡民间种植、销售烟草的活动，甚至连军队中都无法避免烟草流行。当时的医生为了弄清楚烟草的作用努力进行研究，特别是浙江名医张景岳（名介宾，字会卿，1563—1640）已经清楚地描述了烟草的种种特性。值得一提的是，在介绍槟榔的条目里，张介宾也提到了烟草，还指出了两者都具有成瘾性。

烟草的流行范围如此之广、影响如此之大，以至于我们在诗歌中也能看到它的身影。表示烟草的单词 tobacco 被音译成了"淡巴菰"，这也是它在诗中常见的名字："返魂香自淡巴来，胜国时曾遍地栽。却笑前人都草草，烟云世界自君开。"可以说，烟草作为一种药物，吸烟作为一种根深蒂固的生活习惯，在全世界形成了无比深远的影响力。

但问题是，吸烟会对我们的呼吸系统造成什么影响？

如果呼吸内科或者胸外科医生谈起这个话题，只怕可以毫无滞涩地聊上一整天，毕竟这两个专业的医生在日常工作里会接触到无数因为吸烟导致疾病的患者。特别是胸外科医生，他们在手术中可以无比直观地看到吸烟者的肺呈现出刺眼的黑色，和健康人粉红色的肺形成了极其鲜明的对比。

简单说几条。第一，烟雾中含有一氧化碳，它会和血液中的血红蛋白结合，影响血液运输氧气的功能，进而造成人体缺氧；第二，吸烟会引起动脉粥样硬化，在全身各处引发一系列疾病；第三，吸烟会使呼吸道分泌物增加，并且破坏呼吸道排出分泌物的功能，进而诱发慢性疾病，比如慢性支气管炎等。以上的任意一条都会对我们的健康造成极大的伤害，而除此以外还有一种更为可怕的危害，那就是引发**肺癌**。

早在18世纪，医生就已经观察到，清扫烟囱的工人非常容易患阴囊癌。当时这些工人往往都是贫苦的孤儿，很小就去当学徒，几乎赤身裸体地钻到烟囱里进行清扫，这样的工作环境诱发了阴囊癌。或者说，是来自外界的某种因素诱发了癌症，那么这个规律对其他癌症是否也是正确的呢？同样是在18世纪，一名药剂师已经指出了吸烟和肺癌之间存在直接关系，但这样重要的发现在当时并没有引起医学界的重视。

直到20世纪中期，英国政府终于意识到，肺癌的发病率呈现出高速增长的态势，于是委托流行病学家和统计学家奥斯汀·布拉德福德·希尔（Austin Bradford Hill，1897—1991）对引起肺癌的原因进行研究。希尔想到，自己可以长时间观察某一个群体，利用统计学的方法来证明烟草和肺癌之间是否存在相关性，可是哪里才能找到一大群人健康情况的资料呢？希尔无意间发现，其实他需要的资料是现成的。

原来，英国所有的医生都要进行注册登记，当医生去世的时候，相关部门会记录他们的死亡原因。希尔只要对英国医生进行调查，就可以得到足够多的信息了。于是他给将近6万名医生邮寄了调查问卷，并且收到了41024份回信，这让他大喜过望。在随后的追踪里，希尔发现，在29个月的时间内，他的研究对象中一共有789人死亡，其中36个人的死因是肺癌。

　　但是，如何确定肺癌和吸烟之间的关系呢？毫无疑问，使用统计学来确定相关性是最科学的，然而在希尔医生的研究里，甚至不需要统计学就能得到明确结论，因为死亡的 36 个人无一例外，都是吸烟者。从那时开始，医生便已经确定了吸烟和肺癌之间的关系，而劝导人戒烟也成为医生日常工作的一部分。

　　请记住，吸烟有害健康！吸烟会导致肺癌等多种疾病！

　　随着医学研究的日渐深入，科学家发现了烟草更可怕的影响。吸烟不仅仅会对吸烟者本身的健康造成严重危害，和吸烟者在一起的人同样会因为"二手烟"而遭受危害。不止如此，吸烟所产生的烟雾还会附着在吸烟者的衣服上，以及周围环境的各个角落，这些可以被称作"三手烟"，它们同样会对他人的呼吸系统造成危害。

　　特别是未成年人，十分容易受到二手烟和三手烟的侵袭。家长在上一刻熄灭烟头，下一刻便满怀慈爱地抱起了自己的孩子，这样的场景在我们的生活里并不少见，但这么做的家长很少意识到，自己衣服上附着的东西正在危害自己孩子的健康。不得不说，让孩子远离烟草，不仅是不让他们吸烟，更应该在他们的整个生活环境里彻底铲除烟草。

　　这样做并不是草木皆兵，因为烟草事实上就是一种毒品，想要戒断烟草、减少新的烟民产生，都需要按照对待毒品的原则来进行，那就是让人脱离能接触烟草的环境。事实上，我国包括北京、上海、香港在内的很多城市都出台了相关规定，禁止在公共场所吸烟，尽管看起来这并不是禁绝烟草的措施，却是实现这个目标的极有意义的第一步。

第 9 章
泌尿系统：不只是下水道

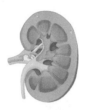

肾脏：收集垃圾是技术活儿

对于消化系统来说，摄入食物、吸收营养并最终把无用的残渣化作粪便排出体外，这一过程避免了大量垃圾堆积在我们体内，但这些并不是我们身体之中的全部垃圾。

身体在运行过程中会产生一系列的废物，比如肌肉细胞，在收缩过程中会发生复杂的生物化学反应，也会产生肌酐之类的多种代谢废物，它们算是我们身体中的垃圾。而且，我们身体中细胞的寿命并不像我们一样长，很多细胞存活几十天或者上百天之后便会死掉，它们在死后的碎裂分解过程中也会产生很多东西，而其中很多成分是人体不再需要的，也可以算作垃圾，比如嘌呤代谢的最后产物尿酸。

除此之外，有些成分尽管对我们有用，但身体需要的数量有限，一旦超出正常范围，多余的部分也应该被当作垃圾处理，比如钠、钾、氯这样的元素，超过正常限度就会影响我们的健康乃至生命，因此多余的部分也只能无奈地成为垃圾。

略显无情的是，有些我们自身产生的物质在物尽其用之后，也会被我们的身体抛弃，比如内分泌系统制造的激素，对于调节身体的各项功能起到了至关重要的作用。但如果它们长时间存在于我们的身体中，就会造成一些不应该出现的结果。例如胰岛素这种我们所熟悉的激素，可以降低血糖水平，但如果胰岛素持续发挥作用，则可能造成低血糖，而严重的低血糖足以危及生命。在这种情况下，我们也只能忍痛割爱抛弃它们，避免它们因为勤奋造成的不良后果，这些曾经对我们有用的小东西最终也会成为垃圾的一部分。

简单地说，只要我们还活在这个世界上，就会每时每刻不停地产生各种垃圾，这些垃圾如果存在于身体之中，对于我们来说将是难以承受的负担。同时，因为这些垃圾数量庞大，所以必须有一套完善的"设备"负责将它们排出体外，这也是非常合理的事情，负责这件事的便是**泌尿系统**。整个泌尿系统只有 4 部分，看起来并不复杂。其中**肾脏**负责过滤血液中的垃圾、制造尿液，**输尿管**负责将尿液运输到"仓库"之中储存起来，而这个仓库就是**膀胱**，当膀胱被装满的时候，尿液便会经过**尿道**被排出体外。

正常人体之中有两个肾，它们的形状如同蚕豆，位于我们腹腔的深处，高度大致在腰部的位置，这也使它们得到了"腰子"

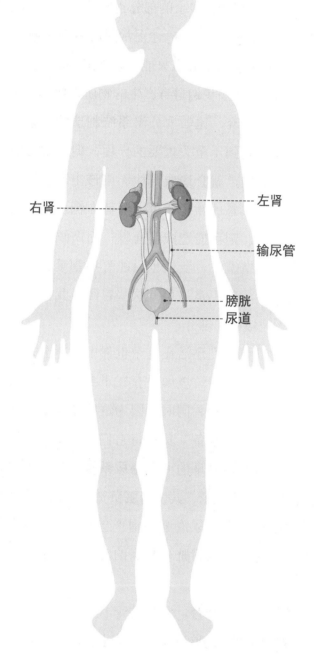

右肾 ------------ ------------ 左肾

------------ 输尿管

膀胱
------------ 尿道

这样的俗称。肾脏的大小和鼠标相差不多，只不过因为腹腔的右侧有肝脏这样的庞然大物存在，占据了太多空间，所以右肾通常会比左肾略小一点，位置也低一点。

与腹腔里的其他脏器相比，这对"兄弟"的大小似乎没什么优势，但是在血流量方面，它们两位足以傲视群俦，这也是由它们的功能决定的。在了解呼吸系统时，我们已经知道，肺泡之中存在着数量极其庞大的毛细血管，这是为了让血液和空气充分接触以摄取氧气。同样的道理，肾脏的作用是收集血液之中的垃圾，相当于我们身体中的垃圾回收站，我们的血液也只有在与其充分接触的时候才能得到有效的过滤，想要实现这

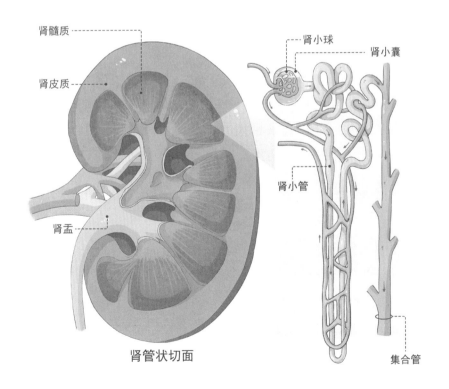

肾髓质
肾皮质
肾盂
肾小球
肾小囊
肾小管
集合管

肾管状切面

个目的，当然需要大量的血液从肾脏流过才行。

但这样还远远不够，为了实现充分接触这个目的，肾脏的结构也起到了重要作用。肾脏之中存在大量**肾小球**，这些家伙其实就是一簇簇的毛细血管，这些毛细血管为过滤血液提供了足够大的接触面积。当血液流过肾小球的时候，血液中的大量物质就会被筛选出来，形成**原尿**，原尿的数量非常大，但它并不是尿液，因为其中还有很多东西并不是垃圾。

因此在接下来的过程里，原尿会被肾脏之中的其他结构——肾小管和集合管再次过滤。原尿中还有利用价值的东西，包括水、葡萄糖、电解质和维生素等会被重新吸收回血液。经过这样的过程，才终于形成了尿液。这些尿液被肾里的管道收集，最终来到一个叫作肾盂的地方，如果说肾脏之中层层汇合的小管道是运输管道，那么肾盂就相当于水库。尿液在这里被汇聚起来，而肾盂和输尿管相连。身体两侧的输尿管将尿液汇聚在人体的"垃圾储存中心"，也就是膀胱。

为了产生尿液，几条粗大的血管穿过肾门部位，使大量的血液流入并流出肾脏。一个小故事可以说明经过肾门的血流量之大，这个故事的主角叫作克里斯托弗·李（Christopher Lee，1922—2015），他是一位极具传奇色彩的演员，很重要的原因是他成为演员之前曾在第二次世界大战期间担任特工，还在战后参与追捕纳粹战犯。他和小说《007》的作者伊恩·弗莱明是亲戚，两人都有特工经历，甚至可以说詹姆斯·邦德这个形象就是以他们的真实经历为基础创造的。

担任特工期间，克里斯托弗·李曾深入敌后，在纳粹占领区活动，这段时间里他究竟做了些什么一直是个谜。据说，有人曾向他问起这段经历，他压低声音反问："你能保守秘密吗？"提问的人当然忙不迭地说："能！"而克里斯托弗·李便接着说道："我也能。"越是这样，人们对他的好奇心也就越强，特别是在拍摄电影《指环王》的时候，他不经意的一个建议引起了其他人的无限遐想。

在《指环王》电影三部曲中，克里斯托弗·李扮演白袍巫师萨鲁曼。在萨鲁曼被杀死的这场戏里，导演告诉他，演到被人用匕首捅进后腰时应该发出惨叫。而克里斯托弗·李不屑一顾地说，被匕首捅进这个部位的时候，人根本不可能发出大声的惨叫，而只能发出类似"呵～呵～"的短促的声音。结合克里斯托弗·李之前的传奇经历，这样的建议让导演无法拒绝，尽管导演根本不想追问他为什么会拥有这样的知识。

从医学的角度看，克里斯托弗·李的建议是十分正确的。因为流经肾门的血流量非常大，如果刀、剑、匕首之类的利器伤及肾门，则会造成迅速、大量的失血，会在极短时间内引起生命危险。这样的故事提醒我们，除了我们所熟知的颈部、手腕这些容易引发血管损伤的部位，后腰部和肾门对应的部位同样存在着重要的血管，在进行剧烈活动的时候，对这一部位也应该做到充分的保护。

现在我们知道，肾门不但是血液进出肾脏的门户，也是尿液流出肾脏的地方。那么，从这里流出的尿液下一站又将去往什么地方呢？

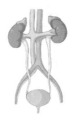

排出尿液：通畅是最重要的事

尿液从肾脏流出之后，便进入叫作**输尿管**的细长而狭窄的管道。既然肾脏是左右各一个，输尿管自然也是左右各一根，它们的长度在 20 ～ 30 厘米，而直径只有 5 ～ 7 毫米，而且输尿管的管壁之中有很多平滑肌，这些肌肉通过蠕动，可以让尿液顺利地流到膀胱之中。甚至在膀胱已经满了的情况下，输尿管还是会不断地把尿液灌进去，完全不顾膀胱的感受。

输尿管本身就已经很细了，而且存在三个狭窄部位，更何况它还有很强的收缩能力。如果输尿管之中出现一个像石头一样坚硬的小东西，岂不是很容易被卡住？幸运的是，泌尿系统大部分藏在身体深处，而且管道狭窄，外界的小石头很难进来。不幸的是，尿液之中毕竟有很多垃圾成分，这些成分有可能沉积形成结石，其坚硬程度丝毫不弱于自然界里的小石头，从而**导致尿路结石**，也叫**尿石症**。

整个泌尿系统的每个部分都有可能出现尿路结石，而**肾结石和输尿管结石**被统称为**上尿路结石**，这是一类很常见的疾病。特别是在输尿管出现结石的时候，小石头卡在狭窄的管道里，导致输尿管肌肉痉挛收缩，引起剧烈的疼痛。当我们遇到这样的情况时，向泌尿外科医生求助显然是最好的选择。

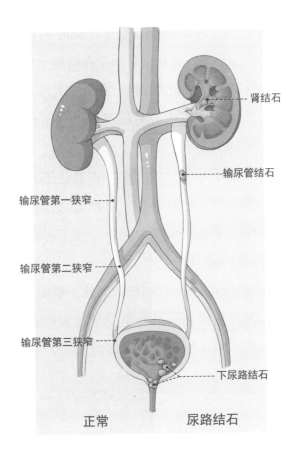

肾结石

输尿管结石

输尿管第一狭窄

输尿管第二狭窄

输尿管第三狭窄

下尿路结石

正常　　　　尿路结石

经过输尿管之后，尿液便来到了**膀胱**这个负责储存它们的仓库。膀胱看起来很像气球，气球有良好的弹性，因此能容纳大量的气体或者液体，而膀胱也有十分相似的特点。膀胱壁是由肌肉组成的，这给了它气球一般的弹性。空虚的时候，膀胱像气球一样瘪下去，形状类似锥体，而充盈的时候则变成卵圆形，就像是气球被装满了水。

只不过膀胱比气球复杂得多，当它被充满的时候，膀胱壁的扩张会刺激神经，并且把神经信号传到大脑，让我们意识到这个存放废物的仓库需要被排空了。此时的我们会坐立不安，并且到处寻找厕所。不难想象，如果在膀胱上面压上一个重物，那么就算是膀胱没有被装满，也一样会让人总是想要去上厕所。

对于男性来说，不太容易出现这样的困扰，因为膀胱上面是那些不停蠕动的小肠。但对于女性来说就不一样了，女性的膀胱上面有一个不太听话的邻居，那就是**子宫**。女性没有怀孕的时候，子宫是个安静的邻居，默默地待在自己的位置上，但在怀孕的时候，子宫就和平时大不一样了，它们变成了整天吵吵闹闹的烦人的邻居。

随着胎儿日渐长大，他们把妈妈肚子里面的那个小"气球"当成了自己的气垫床和玩具。不但子宫和胎儿本身的重量对膀胱造成了压迫，胎儿的活动也会刺激膀胱，这都给母亲带来了

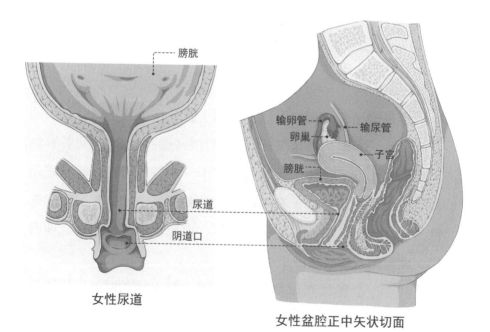

女性尿道

女性盆腔正中矢状切面

沉重的负担，让她们不得不承受频繁的尿意带来的困扰。当我们赞颂新生命的美好时，可不要忘了在孕育孩子的过程中，伟大的母亲们承受了怎样的艰辛，而那个被压了足足十个月的膀胱亲身见证了这一切。

尿液排出体外的最后一站是**尿道**，对于男性和女性来说，尿道的形态完全不同。女性尿道的特点总结起来就是"宽、短、直"三个字，这段排尿的管道只有 4～5 厘米长，尿液通过这段短短的通道之后，便会经过尿道外口排出体外。而尿道外口有括约肌存在，就像一扇大门似的，它的开闭会受到意识的控制。女性尿道因为宽、短、直的特点，很容易被外界的病原体侵袭，这也是女性容易出现尿道感染的重要原因。

不得不说，我们的身体并不完美，女性尿道缺少足够的保护便是其中一个例子。当然，男性尿道也没好多少，尽管它的长度对预防病原体入侵有一定作用，但是困扰它的问题并不少，而这同样和它的结构与功能有关系。女性尿道的作用相当单一，只负责排尿。男性尿道则不然，除尿液之外，精液同样会从这里通过，功能复杂自然就会引起各种干扰。

男性的膀胱下方有一个叫作**前列腺**的器官，它的形状和大小都和栗子十分相似，而男性尿道从前列腺中间穿过。这样的结构显然很不合理，因为这相当于给尿道安装了一个并不必要的阀门。对于中老年男性来说，良性前列腺增生症是很常见的疾病，而在这个缓慢增生的过程里，就像是有一只手在慢慢拧紧尿道的阀门，让遇到这一情况的人排尿越来越不通畅，因此排尿困难是前列腺增生最重要的症状。

　　前列腺的作用是产生前列腺液，这是精液的主要成分，显而易见，前列腺并不属于泌尿系统，而是属于生殖系统。但是由于前列腺和尿道纠缠不清的位置关系，男性的泌尿系统和生殖系统也变得不可分割。正是因为这一点，医院里的泌尿外科不仅要治疗所有人的泌尿系统疾病，还要解决男性生殖系统的问题；而与女性生殖系统相关的问题则属于妇科的范畴。

　　对泌尿外科医生来说，前列腺增生算不上什么高难度的挑战，因为对于这种疾病已经有了非常成熟的治疗方案。病情较轻的患者在医生的指导下吃药就可以有效地缓解症状，而在吃药已经起不到良好治疗效果的情况下，泌尿外科医生便会采取经尿道前列腺切除术。

　　虽然这种手术的名字里带有"切除"两个字，但它并不是把

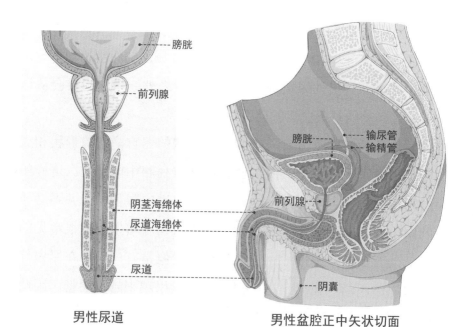

男性尿道　　　　　　　　　　男性盆腔正中矢状切面

前列腺全部切除，而是使用精巧的器械从尿道口伸入，之后把造成尿道狭窄的部分切掉。对于大多数良性前列腺增生症来说，这种手术都能起到非常好的效果。该术式不但巧妙，而且创伤很小，甚至不会留下肉眼可见的伤痕。不得不赞叹外科医生的想象力和创造力，一种带给人无限苦难的疾病就这样被消弭于无形。

我们知道，人体之中的各种管道通畅是健康的基础，消化系统如此，呼吸系统如此，而泌尿系统自然也是如此。我们也知道，泌尿系统出现结石的时候会对这些管道造成梗阻。我们还知道，2008 年的一场风波使大众熟知了三聚氰胺可以导致尿路结石。问题是，三聚氰胺这种化工原料为什么被添加到奶粉中，进而造成那场影响广泛的风波呢？

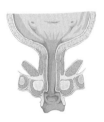

三聚氰胺：不该成为问题的问题

对于我们的生命而言，蛋白质是必不可少的物质。肉类、豆制品，还有其他很多种食物都是蛋白质的丰富来源，总之，我们可以从食物中摄取足够的蛋白质，并用以维持正常的生命活动。既然我们需要蛋白质，并且需要从食物中摄取蛋白质，那么了解食物中的蛋白质含量也就成了一项重要工作。可是，怎么才能知道食物中蛋白质的含量呢？这项工作显然超出了医生的能力，而应该由化学家来完成。

首先，我们应该了解什么是蛋白质。蛋白质是一类有机大分子，重量占到人体的 16% ~ 20%，是构成生命的基本成分，可以说我们的生命活动每时每刻都离不开它们。在我们的身体里，催化各种化学反应的酶是蛋白质，在红细胞里负责运输氧气的是血红蛋白，调节人体各项功能的激素也是蛋白质。

因为功能复杂，所以蛋白质的种类非常多、结构也相当复杂。那么，对于这样一类数量庞大、种类繁多的大分子，应当如何了解它们的结构呢？我们又怎样从它们复杂的结构当中找到共同点呢？

早在 19 世纪上半叶，科学家就已经发现了蛋白质，后来又进一步发现了蛋白质的结构。原来，虽然每一种蛋白质都有各自复杂的结构，但是它们的结构有着共同点，那就是都由**氨基酸**构成。我们体内一共有 20 种不同的氨基酸，其中 12 种是我们自身能够合成的，而另外 8 种只能从食物之中摄入，因此被称作**必需氨基酸**。

这 20 种氨基酸按照不同的比例、不同的顺序连接起来，形成一根长长的链条，这就是蛋白质最基本的结构。但是过长的链条显然不够稳定，于是这些长链条经过折叠压缩，最终形成蛋白质分子。当然，不管怎么压缩，蛋白质最基本的结构还是氨基酸链条，而在氨基酸之中，氮元素含量的比例是固定的，这就让我们得出了一个非常重要的结论：蛋白质中氮元素含量的比例是固定的，而且我们知道这个数值是 16%。

知道了这一点，就很容易发现，只要测定出某种物质里氮元素的含量，然后除以 16%，就能轻易地计算出蛋白质的含量。这个方法是丹麦化学家凯道尔（Kjeldahl，1849—1900）在 1883 年发明的，于是被称为**凯氏定氮法**，直到今天，我们还在使用这个方法的基本原理来测定食物之中蛋白质的含量。

简而言之，只要测量出食物中氮元素的含量，就能计算出其中的蛋白质含量。

从化学家的角度看，这样的测量方法毫无破绽，但在现实世界里，一些居心叵测的人却发现了凯氏定氮法的不足之处。道理很简单，使用凯氏定氮法有一个前提，那就是默认食物中只有蛋白质这种含有氮元素的物质，可是自然界中含有氮元素的东西可不只蛋白质。很容易想到，如果往食物中掺进含有氮元素的其他物质，那么使用凯氏定氮法的时候，这些东西也会被认为是蛋白质。

就这样，一些不法商人对食物下起了黑手。起初，他们在食物之中添加尿素，因为尿素含有氮元素，事实上，尿素对于人体的危害相对较小，毕竟我们的泌尿系统可以将它们排出体外。但是没过多长时间，这些人发现三聚氰胺是造假的更好选择，因为这种物质同样含有氮元素，而且价格比尿素更低。

开始，他们在牛饲料中添加三聚氰胺，因为牛的体型较大，能把它们代谢掉，所以没有造成太大影响。之后，他们又在猫粮和狗粮中添加三聚氰胺，并且造成大批猫狗的死亡，毕竟猫和狗的体型较小，不足以代谢掉这么多的三聚氰胺。然而，这一切还是没有引起人们足够的重视。

之后，尝到甜头的不法商人把黑手伸向了更广泛的领域，开始在各种奶制品中添加三聚氰胺。事实上，三聚氰胺并不会直接形成泌尿系统结石，而是升高人体内尿酸浓度，最终导致尿酸结石。对于成年人来说，因为身体代谢功能完善，所以并没有出现大量的结石患者，但**高尿酸血症**是难免的，而高尿酸血症又和**痛风**密不可分。只是又有谁能想到，喝牛奶的习惯会和这两种疾病联系到一起呢？就这样，在酿成巨大的悲剧之前，没人意识到我们光鲜的生活下有这样一条流淌着三聚氰胺的暗流在奔涌不息。

时间就这样来到 2008 年，一大批孩子被诊断为尿路结石，人们终于发现奶粉中本不该存在的三聚氰胺正是罪魁祸首。这时一切揭晓：三聚氰胺造成尿酸升高，进而引起尿酸结石。尽管当时的医生拥有强大的武器，CT 和磁共振技术可以观察到结石的大小、位置和形状，而输尿管镜可以将结石取出，但是结石所造成的伤害却是真实存在的。这次事件也将不断地提醒我们食品安全的重要意义。

当然，我们还应该知道，就算没有三聚氰胺的不良影响，上尿路结石也同样威胁我们的健康。当肾结石和输尿管结石发生的时候，患者会出现肾区剧烈疼痛，或者上腹部和腰部的疼痛。特别是输尿管结石引起的肾绞痛，更是让人印象深刻，这种疼痛让人难以忍受，而且会顺着输尿管走行的方向延伸到腹股沟，甚至会造成会阴部的疼痛。

除疼痛之外，结石还会损伤泌尿系统的正常结构，进而引起出血。因此上尿路结石的患者通常都会出现血尿，有时肉眼可以看见血性成分，有时会在尿液检查中发现红细胞。也许你想不到的是，输尿管和肠管被共同的神经控制，所以当输尿管结石比较大、把输尿管完全堵塞的时候，还有可能造成恶心、呕吐这些和消化系统关系比较密切的症状。

　　总之，保障泌尿系统全程通畅是非常重要的。在泌尿系统不够通畅，甚至完全梗阻的情况下，自然也就引发了相应的疾病。之所以会出现这样的情况，正是因为尿液的成分是人体之中的垃圾。有趣的是，在漫长的历史之中，人们开发出了尿液的众多用途，甚至有人把它当成了灵丹妙药。只不过，这些用法真的正确吗？

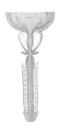

尿液：无用之用

　　说起尿液的用途，比利时首都布鲁塞尔的一尊铜像给了我们答案。这尊铜雕像只有约 53 厘米高，它的形象也与其他铜制艺术品大相径庭，表现了一个小男孩正在撒尿的瞬间。乍一看，这尊被称作小于连的雕塑似乎不够雅观，它却是布鲁塞尔地标性建筑，数百多年的历史和一段传说让它被称为"布鲁塞尔第一公民"。

　　关于小于连的传说有各式各样的版本，有的说他靠撒尿制止了火灾，有的说他被神灵惩罚所以只能永远摆出这个姿势。而在流传最广的版本里，西班牙人曾经占领布鲁塞尔，当他们撤离的时候，企图炸毁整座城市，而小于连恰好在晚上出来小便，他机智地用尿浇灭了炸药的引线，从而挽救了整座城市。从此以后，小于连成了布鲁塞尔的英雄，而他撒尿的形象也被永远地保留下来。

　　这只是个传说，不过似乎也是在提醒我们，尿液之中最主要的成分是水。的确如此，人体内的垃圾也需要溶解在水中才方便排出来，不过，离开人体之后，这些垃圾也许会摇身一变，在其他领域发挥巨大的作用。

　　当世界各地的游客行走在罗马城中时，宏伟的斗兽场永远是他们旅游途中的必经之地，只是很少有人知道，修建这座建筑的资金便和尿液有着不解之缘，因为下令修建斗兽场的罗马皇帝、弗拉维王朝的建立者韦斯巴芗（Vespasianus，9—79）曾对尿液收税，并且留下了一段非常著名的故事。

　　韦斯巴芗的儿子提图斯（Titus，39—81）曾向父亲问道，为什么要做出对尿液征税的决定？韦斯巴芗拿出一枚银币问他，你闻闻这枚银币有没有臭味？提图斯回答说没有，于是韦斯巴芗意味深长地对这位未来的皇帝说，但是这枚银币来自尿液啊。这个故事衍生出一句拉丁文谚语——Pecunia non olet（金钱不臭），由这句话也衍生出一个重要的思想，货币的价值不会受到其来源的影响。

　　但问题是，罗马皇帝为什么要对尿液收税呢？这种东西又能创造出什么价值呢？原来，尿液中的尿素会转化为氨，我们平时所闻到的"尿骚味"就是氨的气味。尽管气味刺鼻，但是氨的用处很大，因为氨是碱性的，而衣物上的污渍是弱酸性的，所以氨可以作为清洁剂使用。罗马人已经发现了氨的用处，或者说发现了尿液的用处，因此他们会把尿液当成清洁剂洗衣服。不止如此，尿液的特性还可以用来漂白羊毛，并且用在皮革生产领域。

因为有这样的用途，所以尿液在罗马也成了重要的商品，当时人们已经建起了公共厕所，而尿液被收集起来并且卖掉，成为一种大宗商品。韦斯巴芗皇帝登基的时候，面对的局面非常困难，他迫切地需要金钱来复兴罗马，因此选择对尿液征税。不管他的想法是好是坏，但他的这项决定让自己落下了横征暴敛的恶名，而他的名字也衍生出了"厕所"的含义。法语中 Vespasienne 的意思是街头厕所，它的词源正是韦斯巴芗 Vespasianus。

除了作为清洗剂和漂白剂，尿液似乎还有很多用途。很多人相信，被海蜇蜇伤之后，用尿液冲洗可以起到治疗效果，但是这样的做法并没有太多依据。被不同种类的水母蜇伤后，有不同的处理方法，但是有一点是相同的，那就是使用海水冲洗。而尿液呈碱性的特点能够起到的作用十分有限，它并不是治疗水母蜇伤的特效药物，如果硬要说它有用，大概就是温度比凉水略高，会让人感觉舒服一点。

即使在外用的情况下，尿液也算不上是一种药物，内服的话就更加没有道理了。但在某些地区的文化传统中，尿液被赋予了奇怪的用途，比如在浙江东阳地区，人们相信童子尿煮鸡蛋有益于身体健康，夏天服用可以预防中暑。有些人不但吃鸡蛋，还要喝汤，岂不就是喝烧开的尿吗？毫无疑问，现代医学中没有任何依据能支持这种做法。

事实上，认为饮用尿液可以保持健康的人并不少，他们甚至还成立了所谓的"中国尿疗协会"。但正如我们之前反复提到，尿液的成分本身便是人体的代谢垃圾，对我们的身体没有任何好处，而那个所谓的协会也被证实是一个非法组织。生活里，形形色色的骗子总会不断出现，宣传这种毫无科学依据的治疗方法无疑是一种骗局，识破这些骗局的根本方法，就是正确地认识我们的身体。

那么，尿液和我们的健康一点关系也没有吗？也不能完全这么说。虽然尿液不能被当成药物，但它毕竟从我们的身体中来，因此其中隐含着很多关于我们身体的信息。可以说，虽然医生对尿液密切关注，但那是为了诊断病情，而不是把尿当成药。

早在欧洲中世纪，医生就已经把观察尿液当成诊断疾病的重要方法。尽管当时的医生并不知道尿液中真正的成分是什么，但是他们坚信尿液可以反映出肝脏的情况。毕竟那个时代并没有什么可靠的检验手段，观察尿液也就成了当时为数不多可以选择的手段。

中世纪的医学教科书里，画出了 20 种不同颜色的尿液，并清楚地标明了不同尿液所对应的不同疾病。根据这些图谱和文字记载，中世纪的医生不但会观察尿液的颜色、闻尿液的气味，还会看看尿液之中是否有不寻常的沉积物。因为中世纪医生对尿液的重视异乎寻常，以至于用来盛放尿液的烧杯成为医学的象征。

　　随着医学步入现代化，今天对于尿液的检查已经具备了高度科学性，而且包括了很多项目，如酸碱度、尿胆原、隐血、白细胞、尿蛋白、尿糖，等等。为了简单方便，这若干个项目被合并在一起称为"尿常规"。当我们去医院就诊的时候，医生只需要选择这项检查，就可以快速、方便地了解到和尿液有关的各种基本情况。

　　纵观整个泌尿系统，输尿管和尿道是运输尿液的管道，膀胱是储存尿液的仓库，而肾脏是制造尿液的地方，它才是泌尿系统的核心部分。那么，如果肾脏出了问题，不能正常过滤血液中的垃圾，不能制造尿液，医生又有什么样的解决办法呢？

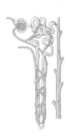

肾脏移植：奉献与勇气的奇迹

　　如果肾脏无法正常工作，也就意味着它清除人体内垃圾的功能变差了，甚至完全没有了，这就是**肾功能衰竭**，简称**肾衰竭**，也就是我们通常说的**尿毒症**。因为肾脏的功能极其重要，所以出现肾衰也意味着极其严重的危险，随时可能危及患者的生命。

如果某个人的肾脏彻底失去了功能，而且没有得到有效的治疗，那么他在几个小时之内就会死亡。

好在医生绝不会随便放弃患者，哪怕面对肾衰竭的情况时，也会想尽办法来挽救患者的生命。那么，医生可以做些什么呢？治疗肾衰竭的思路看起来很直接，只要找一个和肾脏功能一样的东西来代替它也就可以了。什么东西和肾脏功能一样呢？当然就是肾脏。很容易想到，肾脏移植是个非常好的办法，但想要进行肾脏移植并不那么容易，难点在哪呢？

首先就是移植手术的技术难度，肾移植手术一定有很高的难度，而且存在极大的风险。这么想当然没错，毕竟所有的手术都是创伤性操作，都有可能面临感染、出血等一系列风险。但是，肾移植的技术问题早在几十年前就已经被解决了，完成这项工作的人是美国外科医生约瑟夫·爱德华·默里（Joseph Edward Murray，1919—2012）。

1954 年，一位叫作理查德·亨里克的 23 岁小伙子发生了肾衰竭，所有的常规治疗方法都已经宣告失败。对当时的外科医生来说，进行器官移植无异于异想天开，毕竟想要把一颗完整的肾脏植入人体是一个非常精细的过程，必须把血管和输尿管全部切断再重新连接，这可真不是一般人能做到的。但是默里医生毫不畏惧这样的挑战，他花费了长达 5 个半小时的时间，终于把一颗肾脏移植到理查德·亨里克的体内，而且亲眼看到了自己连接上的血管给这颗新的肾脏供血，使它带来了生命的希望。

但肾移植手术并不是这么简单，就算手术技术高超，外科医生还需要面临另一个问题，也就是大家都很熟悉的**排异反应**。我们的身体有保护自己的措施，如果是外来的器官，会被身体视作敌人，进而受到攻击。只有解决了这个问题，外来器官才有可能在新的环境中生存下来。谁又来解决这个问题呢？还是默里医生。

在进行这次肾移植手术之前，默里医生已经想到了这一点，所以他采取了一个极为巧妙的办法——他找到了一个极其特殊的人给自己的患者作为供体。这个人是谁？他又有什么特殊之处？原来，他就是理查德·亨里克的亲哥哥。特殊之处就在于，他们不仅是亲兄弟，而且是同卵双胞胎，这意味着两个人源自同一个卵细胞，共享了所有的遗传信息。

按照默里医生的推测，同卵双胞胎是对方的翻版，在这样的条件下进行肾移植，有很大的可能获得成功。于是默里医生征求了哥哥的意见，问他是否愿意为自己的弟弟献出一颗肾脏，而哥哥毫不犹豫地答应了。就这样，1954 年 12 月 23 日，默里医生完成了世界上第一例肾移植手术，让理查德·亨里克又获得了 8 年宝贵的生命。

器官移植的问题到这里就结束了吗？并没有。理查德·亨里克虽然不幸罹患了肾衰竭，但他无比幸运地有着一位深爱着他的哥哥，并不是每一位肾衰竭患者都能有这样的运气。对于那些没有同卵双胞胎的肾衰患者来说，排异反应就是一道无法逾越的天堑，除非某个天才医生怀着大无畏的勇气指引他们渡过这道难关。而这位医生出现了，依然是他，默里医生。

默里医生并没有满足于自己对理查德·亨里克所进行的手

术，他希望能让这项手术技术造福更多的患者。于是他和药物研发领域的顶尖专家合作，希望能使用药物来抑制排异反应。他成功了。在默里医生的不懈努力之下，能够抑制排异反应的药物被应用在了器官移植手术的过程里，而且取得了非常好的效果。

正是因为默里医生的贡献，无数肾衰竭患者获得了求生的一线希望，默里医生值得被铭记。1990 年，默里医生获得了诺贝尔生理学或医学奖，可谓实至名归。

在肾移植领域，我国丝毫没有落后于人，就在默里进行首例肾移植 6 年之后的 1960 年，吴阶平院士（名泰然，号阶平，1917—2011）就开始了我国第一例肾移植手术。经过几十年时间，我国肾移植技术的发展堪称突飞猛进。今天的泌尿外科医生绝不会在肾移植手术的技术层面被难倒。

毫不夸张地说，肾移植手术本身的技术操作早就没法难倒心灵手巧的泌尿外科医生了，真正的困难在于从哪找到能用来移植的肾脏。器官捐献确实能提供很多可供移植的器官，但这只是杯水车薪，能够等到肾脏的肾衰患者堪称凤毛麟角。为了解决肾源的问题，科学家进行了很多尝试，他们对猪进行了基因改造，希望这样能够减少排异反应，让猪肾可以挽救肾衰竭患者的生命。

2021 年 10 月 20 日，纽约大学宣布，这里的科学家成功进行了将一只经过基因改造的猪的肾脏移植入人体内的尝试，而且目前的实验结果非常理想。当然，这样的尝试仅仅是个开始，是否安全还需要时间的检验。而且即便未来证明了这项技术的安全性，想要广泛应用依然需要很长时间，但至少我们已经看到了希望：基因工程很可能给我们解决肾源不足的问题指明了方向。

问题是，在肾源不足的情况下，医生们就只能对肾衰竭束手无策了吗？当然不是。还有另外一项行之有效的技术，也就是透析技术。透析技术的原理并不复杂，既然找不到真正的肾脏，那就用其他能够过滤血液的东西来代替。

第一种可以选择的方案就是"人工肾脏"，也就是让血液流到人体之外的一套装置里，过滤干净之后再重新注入血管，这个方案被称作血液透析；第二种方法则巧妙地利用了我们身体中的另一个结构，就是位于腹腔之中的**腹膜**，腹膜也可以对血液起到过滤的作用，虽然不如肾的功能强大，但对于肾衰竭患者来说却能起到救命的奇效，医生会给患者置入一根导管，将血液灌入患者的腹腔，并利用腹膜的作用净化血液。

对于患者来说，进行这样的治疗确实很麻烦，也会影响到自己的正常生活，但这些麻烦总是可以克服的，毕竟生命对我们而言才是最为重要的。

第 10 章
生殖系统：繁衍生息的保障

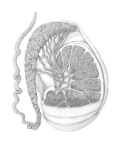

男性：制造一些细胞

孕育生命是一个奇妙的过程，在千百年的时间里，人们并不知道这是如何发生的，只能通过想象去揣测。早在古希腊时代，伟大的哲学家亚里士多德就坚定地认为，自然界中可以无中生有地形成新的生物。在之后的上千年时间里，无数的学者试图证明亚里士多德学说的正确性，他们在各种瓶瓶罐罐里进行试验，希望能在其中培养出新生命，但毫无疑问全失败了。

文艺复兴时期的帕拉塞尔苏斯（Paracelsus，1493—1541）在这条路上走得更远，他希望能在烧瓶之中制造出人类，甚至已经给这种小人起好了名字，叫作荷蒙库鲁斯（Homunculus）。在他看来，只要将人的某种体液放在合适的环境里，并且以人血哺育，就可以产生出一个小小的婴儿，除了体型极小，这些小人和其他的孩子并没有差别。

如果人们把这些古代学者的想象当成金科玉律，那么医学也就永远不会进步了。幸运的是，还有无数的科学家秉持着严谨、客观的态度，在这个领域不断前进。19 世纪，随着细胞学说的提出，对于生物繁殖过程的研究也终于走上了正路，新生命的诞生是在细胞层面发生的。特别是在这个世纪的最后 25 年里，对受精过程的研究有了前所未有的进展。

1875 年，一位科学家对海胆进行了研究，并且观察到了卵的受精过程。此后其他科学家进一步发现，在受精之前，细胞会发生**减数分裂**，让自己的**染色体**数量减少一半，这样当精子和卵子结合的时候，染色体的数量就恢复了正常。通过这样的过程，生物的染色体数量就可以保持不变了。

此时，科学家其实并不知道染色体的意义究竟有多大，也不知道承载生命全部信息的密码是以何种方式存在的，但他们已经大致知道了有性生殖发生的过程。对于人类而言，同样是以这种方式生育自己的后代，而在人体之中负责这项工作的正是**生殖系统**。显而易见，男性和女性的生殖系统功能各不相同，男性生殖系统最重要的任务是制造精子，而其中的核心便是一半数量的染色体。

男性生殖系统可以分成两个部分，分别是**内生殖器**和**外生殖器**。其中内生殖器包括**睾丸**、**输精管道**和**附属腺体**，而外生殖器则包括**阴囊**和**阴茎**。这样的划分显然是按照器官的功能而不是位置进行的，毕竟睾丸存在于阴囊而不是腹腔，它们悬挂在身体

前列腺 ------- 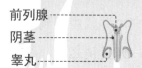 ------- 卵巢
阴茎 -------   ------- 子宫
睾丸 -------   ------- 阴道

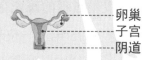

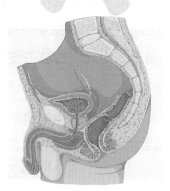

男性生殖系统

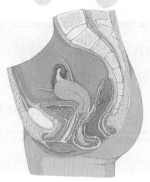

女性生殖系统

外面，和其他隐藏在身体内部的重要器官形成了鲜明的对比。

为什么阴囊和睾丸会位于身体外部呢？这是因为睾丸的功能是产生精子，而这个过程所需要的温度比正常的人体温度低一点点，如果睾丸真的位于腹腔之中，那么就会影响生成精子。这个答案也解释了另一个问题，为什么阴囊的皮肤并不像身体其他部位一样光滑，而是充满了皱褶？原因很简单，皱褶越多表面积越大，这对散热十分有帮助。

其实，睾丸一开始确实在腹腔之中，但是它们会随着发育逐渐下降，并最终进入阴囊之中。正常情况下，男孩在出生的时候，睾丸便已经到了自己应该在的地方，但是有一部分男孩在发育时出了一点点小问题，睾丸下降的程度不够完全，这就是**隐睾**。对于这样的情况，就应该及时采取手术治疗了，否则会在未来造成不育症或者恶性病变。

对于绝大多数男性来说，睾丸都老老实实地待在阴囊之中，而且睾丸的外面有一层坚韧的纤维膜，被称作白膜。这层白膜不仅包裹着睾丸的表面，而且深入到睾丸内部，样子和蜂巢有些相像，因为它形成了很多小隔间，把睾丸分成了大约 200 个**睾丸小叶**。每个睾丸小叶之中有 1 ～ 4 条**生精小管**，而精子正是在这些生精小管的上皮组织中形成的。

精子在生精小管之中产生，它们的形状像蝌蚪，有一个大大的脑袋和一条纤细的尾巴。在受精过程中，不计其数的精子争先恐后地向前游动，只有胜利者才能完成自己的任务，将基因传递下去。但是在生精小管被制造出来的时候，精子并没有什么活力，好在它们生成之后会通过细小的管道离开睾丸，来

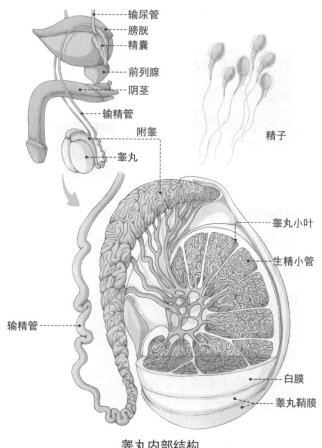

输尿管
膀胱
精囊
前列腺
阴茎
输精管
附睾
睾丸

精子

睾丸小叶
生精小管

输精管

白膜
睾丸鞘膜

睾丸内部结构

到一个"仓库"，重要的是，这并非普通的仓库，而且还是给精子增添动力的加油站。

这个仓库兼加油站叫作**附睾**，形状如同新月，紧贴在睾丸的上端。附睾的任务一方面是储存精子，另一方面还能分泌对精子有用的营养物质。精子离开睾丸的时候，只能算是半成品，不但不具备受精能力，而且运动能力很弱。但是在经过附睾之后，精子变得成熟起来，运动能力也比之前强了不少，可以说此时的它们才真正做好了一切准备。

这些已经做好准备的精子会继续向前，接下来便来到了**输精管**。这条管道是附睾之中管道的延续，绕了很大一个弯，从附睾出发一路向上，在**精索**的包裹之下进入盆腔，两侧的输精管末端膨大，形成了**输精管壶腹**。

而两侧输精管壶腹的旁边各有一个叫作**精囊**的小东西，它们是精子的另外一个加油站，只不过精子根本不需要来到这里，因为精囊会分泌出淡黄色的黏稠液体，并且通过自己的管道和输精管汇合到一起。在这里，精子遇到了精囊分泌出来的液体，这些液体为它们的运动提供了动力。

但是过于黏稠的液体并不适合精子活动，如何才能将这黏稠的液体稀释一下呢？这项工作由**前列腺**来完成。两侧的输精管向中间靠拢，并形成了**射精管**，而射精管穿过前列腺，最终在尿道形成开口。前列腺这个器官虽然只有栗子大小，但也足够分泌出足量的液体，这些液体叫作**前列腺液**，它们是精液的主要成分，能够刺激精子的运动。

前列腺液是精液的主要成分，而男性的结扎手术是针对精索进行的，也就是说，精液之中没有精子了。这既不会影响男人长胡子，也不会影响性生活。但是，精子没有正常地来到前列腺，它们能去哪呢？不用担心，这些精子会被分解吸收，再次被身体利用。

至此，我们已经知道了精液产生的过程，以及它们所要经过的旅程。之后，精液会通过尿道排出男性的身体，并在女性的身体中和卵子相结合，最终形成能够孕育新生命的受精卵。

在精子排出男性身体的过程中，阴茎起到了不可或缺的作用，而在阴茎发育的过程中，包绕其外的包皮非常重要，包茎和包皮过长这两种非常常见的疾病有可能产生严重的不良影响，这究竟是怎么回事呢？

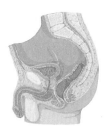

包皮环切术：改变历史的手术

包皮过长这个名称非常直白地说明了该疾病的症状，就是包皮超过了正常的长度，使阴茎头不能外露，但是包皮外口还算得上松弛，可以翻转过来。比包皮过长更为严重的就是包皮外口十分狭窄，这导致包皮紧紧箍住阴茎头，根本不能外翻，这种情况就被称作包茎。

包茎看起来是个小问题，实则不然，因为它会引起很多继发问题，而这些问题的后果可能会十分严重。首先，包茎严重限制了阴茎头的空间，对于儿童来说会影响阴茎发育；其次，包皮没法翻转就没法清洗阴茎头，这样就会在包皮和阴茎之间形成包皮垢，不但会在其中形成严重的粘连，而且会引起继发感染，如果感染严重，甚至会引起尿路感染和肾功能损伤；再次，这些包皮垢还是阴茎癌的诱因，对于配偶来说则会提高宫颈癌的发病率。除此以外，包皮的问题引起性交疼痛也会影响人的正常生活。

由此可见，小问题并不小，及时有效的治疗是非常必要的。那么，有什么好方法能解决问题吗？有，那就是包皮环切术。这种手术历史极其悠久，在现代医学中被广泛应用，所以有非常高的知名度，不管是不是经历过包皮环切术的人，至少也都听说过它的大名。只不过很少有人知道，包茎和包皮环切术在某种程度上影响过文化，甚至改变过历史。

按照犹太人的习俗，男孩出生第 8 天时统统要进行包皮环切术。这个传统历史悠久，可以追溯到 4000 多年前，那时的医学知识还不发达，可见犹太人的包皮环切术并不是基于医学观念，事实上，它属于宗教仪式的一部分，根据犹太人的观念，切掉包皮是上帝和他的选民之间的约定，犹太人认为这样的仪式可以使他们的内心变得更为纯洁。

这样的习俗也让我们得以看到另一种疾病的记录，那就是**血友病**。血友病患者的血液之中缺少某种凝血因子，导致患者一旦出现出血症状就无法停止，很容易危及生命。因此这些出血不止的孩子就可以避免进行包皮环切术。但这样的病人毕竟只是少数，绝大多数的犹太人还是会切除包皮。

最著名也是影响力最大的犹太人莫过于耶稣，他在儿童时期也经过了包皮环切术，而在他升天之后，这个神圣的包皮就被遗留在了人间。历史上许多教堂都声称自己保存着这件无比珍贵的圣物，但真品显然最多只有一件，因此这个问题实在很难得到正确的答案，就连教皇也只能含糊其词，拒绝指出哪个才是真正的圣包皮。

　　这个故事看起来很有趣，其实背后隐藏了一个严肃的宗教问题。按照《圣经》的记载，耶稣被罗马人杀死之后复活，然后才升天。如果他的包皮留在人间，那么他升天的时候身体还算是完整的吗？如果他升天的时候身体是完整的，莫非是复活的时候重新长出了包皮？对于基督教徒来说，耶稣基督的完整性是个非常严肃且值得讨论的问题，于是在几百年的时间里，众多神学家展开了激烈的辩论，得出了诸多有趣的结论。比如，有些神学家认为耶稣的包皮是不断生长的。当然，在今天的医生眼里，包皮是否可以持续生长的问题不值一驳，不能就是不能。

　　除耶稣之外，关于包皮的问题还影响了一位著名的国王，而撼动了整个世界的法国大革命也和这位国王的包皮有着隐秘的联系。众所周知，在法国大革命期间，法国国王路易十六夫妇被送上了断头台，这对夫妇和大革命的起源有着直接的关系。路易十六（Louis XVI，1754—1793）心灵手巧，喜欢研究锁具的构造，而他的王后玛丽·安托瓦内特（Marie Antoinette，1755—1793）在购买奢侈品方面倾注了十二分的热情，她大肆挥霍法国王室的金钱，甚至落下了"赤字夫人"这样的外号。

　　客观地说，把法国走向动荡命运的原因归结于玛丽的奢侈似乎有些苛刻，毕竟这场大动荡是整个社会诸多方面因素共同引发的，但玛丽的行为确实也在其中起到了推波助澜的作用。问题是，为什么路易十六如此宠溺自己的王后，任由她这般花钱呢？这个问题的一部分根源就出在国王的包皮上。

　　路易十六还只是个王子的时候，便和玛丽成婚，但之后的两年时间都没能成功圆房。为了弄清楚这件事的原因，路易十六的祖父、老国王路易十五（Louis XV，1710—1774）亲自对他进行了检查，并且为他推荐了当时在泌尿外科领域最好的外科医生。

1773 年，医生发表了一份声明，宣布王子发育正常，没有任何问题，王子的困扰完全是因为自己的无知。但当时的法国人满怀着对小道消息的热情形成共识——王子的包皮一定有问题。在这种情况下，路易十六多少对玛丽王后心存愧疚，于是只好在其他方面迁就玛丽，希望她能在花钱的时候心情愉悦。

第二年，老国王去世了，路易十六加冕成王，这让他的包皮问题成为需要被摆上桌面讨论的政治问题，毕竟这影响到法国能不能有下一任王位的继承人。1777 年，玛丽王后的哥哥、奥地利大公、神圣罗马帝国皇帝约瑟夫二世（Joseph Ⅱ，1741—1790）亲自来到法国，劝自己的妹夫接受治疗。一个小小的医学问题就这样成为两个大国之间的外交事件。

在此之后，路易十六的问题得到了解决，但具体方式没有官方记载，也许他确实接受了某种小手术，也许他之前的问题的确仅仅是因为无知，懂得相关知识也就不再是问题。但不管怎么说，此后的玛丽王后养育了 4 个孩子，国王的包皮问题显然得到了圆满解决。只不过，玛丽王后花钱如流水的习惯被保持了下来，也成了关于法国大革命一个绕不开的话题。

回想起这些故事，我们应当赞美现代医学，包茎和包皮过长的问题曾经给国王造成如此大的困扰，在今天却是任何一位泌尿外科医生都能轻松解决的小问题。相对于男性生殖系统而言，女性生殖系统更为复杂，接下来我们就一起去了解一下女性生殖系统的结构和功能。

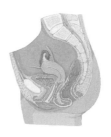

女性：远超男性的生育成本

对于女性的生殖系统来说，不仅仅要生产具有一半染色体的**卵子**，同时还要给精子、卵子的结合提供合适的环境，并且将两者结合而成的受精卵孕育长大。因此在整个生殖过程中，女性所付出的代价要比男性大得多，女性生殖系统所要面对的挑战也大得多。

女性的生殖器也包括内生殖器和外生殖器，而内生殖器包括**卵巢、输卵管、子宫**和**阴道**。

卵巢是负责产生卵子的器官，在女性盆腔的左右两侧各有一个，颜色是灰红色，形状是扁卵圆形，只有 5 ~ 6 克重。在新生儿的体内，卵巢非常光滑，两个卵巢一共有 30 万 ~ 40 万个卵泡。女性进入青春期之后，卵巢就开始工作了，每经过一个月经周期，就会有一个卵泡成熟并且破裂，这便会释放出一个卵子，而卵巢上则会形成一道瘢痕。虽然两个卵巢有几十万个卵泡，但在女性的一生之中，也只有 400 ~ 500 个卵泡可以成熟，其余的卵泡则会萎缩退化、逐渐消失。这数百个卵泡形成了数百个小小瘢痕，最终使卵巢变得凹凸不平。

精子需要经过遥远的路程来到卵子面前，因此在产生精子的过程里，需要很多步骤来增加它们的运动能力。而卵子则不同，它们比精子珍贵得多，只需要待字闺中，等待精子的到来就可以了，因此圆滚滚的形状对于卵子来说是完全可以接受的。卵泡破裂后，卵子就被直接扔进了盆腔之中。问题出现了：盆腔并不是卵子应该去的地方，卵子又怎样才能去往自己正确的目的地呢？

原来，有一个叫作**输卵管伞**的结构，负责把卵泡排出的卵子收集起来。当然，从形状上看，与其说是伞，倒不如说它更像条条垂下的流苏，而输卵管伞的任务只有一个，就是把卵子引领到正确的方向上。被输卵管伞捕捉到之后，卵子便会进入**输卵管**，如果一切顺利，它也将在这里遇到跨越重重阻隔而来的精子，大部分情况下，精子和卵子正是在输卵管完成受精过程，形成**受精卵**的。

如果受精卵原地不动，就在此处逐渐发育，那显然是最省事的，但遗憾的是输卵管实在太狭窄，根本无法容纳一个胎儿。如果受精卵真的在这儿发育，就会导致医生口中的**异位妊娠**（shēn），我们俗称的**宫外孕**。出现这种情况时，发育中的胚胎会撑破输卵管，造成孕妇大出血，很容易危及生命。也正是这种原因，医生对于每一位可能存在异位妊娠的患者都保持了高度的警惕。

而在大部分情况下，受精卵并不会停留在输卵管里，而是会继续前进，来到子宫提供的最适宜的环境里。在这里，受精

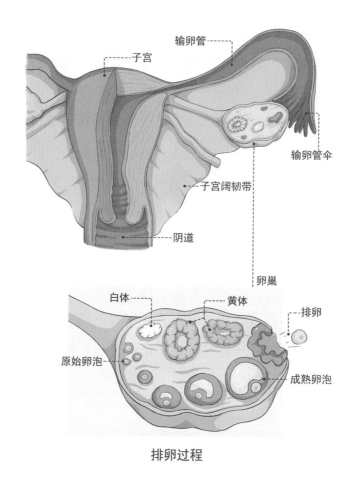

排卵过程

卵发育成胚胎，进而成为一个完整的新生命。当然，对于精子来说，这是走了一小段回头路。那么，子宫为什么可以给受精卵的发育提供最合适的条件呢？这还是由它的结构决定的。

没有经历过怀孕的子宫中间大两头小，形状像一个倒置过来的梨。此时的子宫壁很厚，而其中的空间很小，厚厚的子宫壁会伴随着胎儿的成长变薄，而宫腔也随之增大，并最终容纳整个胎儿。正是因为子宫这样良好的延展性，才使它具备了适应胎儿生长发育的基本条件。

早在古希腊时代，医生就已经注意到了子宫这个器官，并且认为它有两个尖角。以今天的解剖学知识，这两个所谓的尖角正是双侧的输卵管通向子宫的路径。作为安置胎儿的器官，子宫显然并不适合在较大的范围里活动，在相对固定的位置老老实实待着才是它最好的选择。但古希腊的医生错误地认为，子宫会在女性的腹腔中到处游走，并且伴随着这样的游走会引起精神异常，表示歇斯底里的英语单词 hysteria 正是源自希腊语中的"子宫"一词。

子宫大致可以分成**子宫底、子宫体**和**子宫颈**三部分。只不过由于子宫开口向下，因此子宫底其实是在最上面。而最下端的子宫颈长而狭窄，有 2.5 ~ 3 厘米长，这是肿瘤的好发部位。而与子宫颈相连的便是阴道，它既是女性的交接器官，也承担了排出月经和娩出胎儿的任务。

现在，我们大致了解了女性生殖系统的基本结构，也知道了子宫是孕育新生命的场所，但新生命究竟是如何产生的呢？

我们已经知道，正常情况下，精子和卵子会在输卵管相遇，并发生受精。在这个过程里，精子和卵子会相互融合成为一个新的细胞，也就是**受精卵**。在受精卵里，父母双方的染色体会混合到一起，从此再也不分彼此。正是因为这个基因融合的过程，孩子会同时继承父母双方的遗传信息，他 / 她既不是父亲的简单拷贝，也不会和母亲一模一样，而是一个全新的、独立的个体。

但输卵管并不适合胎儿生长发育，受精卵在这里只会做大约 30 小时的短暂停留，之后便会在输卵管的推动下去往子宫。

同时，受精发生之后，受精卵立刻开始发生有丝分裂，细胞会从一个变成两个，两个变成四个；受精结束后大约 50 小时的时候，受精卵已经变成了 8 个细胞；受精后 72 小时，它已经是由16 个细胞组成的实心细胞团了，由于形状很像桑葚，因此被称为**桑葚胚**。

在接下来的时间里，桑葚胚中的细胞继续不停地分裂增生，并且先后经过了早期囊胚和晚期囊胚阶段。但此时的囊胚依然像个无家可归的孩子，接下来它需要找到自己的归属，并且长久地扎根下去。在受精 6 ～ 7 天的时候，已经粗具规模的受精卵开始在子宫内膜扎下根来，把自己深深地埋入其中，这个过

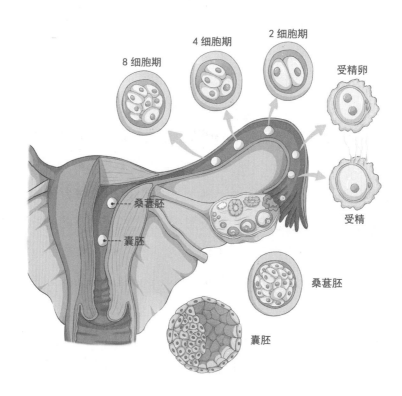

程叫作**着床**。从此以后，这个小小的新生命便可以源源不断地从子宫得到自己发育需要的一切营养。

在受精发生的 8 个星期之内，这个小家伙被称作**胚胎**，从第 9 个星期之后被称作胎儿。从孕妇末次月经的第一天开始计算，整个怀孕过程需要持续大约 280 天，也就是 40 周的时间。在这段时间里，胎儿逐渐发育，为自己即将面对的世界做好了准备，而母亲毫无疑问是他 / 她最大的、唯一的依靠。

怀孕和生产确实是一个有趣的过程，同时也很容易引起我们的疑惑：自然界中的其他生物不需要帮助就能够顺利地生下后代，为什么只有人类遭遇到如此多的困难？不但分娩过程如此痛苦，而且存在诸多风险，以至于现代医学之中专门设置了产科学来解决这些问题。想要知道这个问题的答案，我们需要再次回顾人类演化的历程。

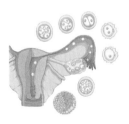

生育困境：演化的副产品

在漫长的演化过程里，人类具备了直立行走的能力，这项能力对我们极其重要，但是也必然带来一些改变。对于四脚着地的动物来说，两条后腿之间的距离大一点才好，这样站得更稳，但对两只脚着地的我们来说，双腿的距离越远，稳定性就越差。为了获得直立行走的能力，我们身体的形态也发生了相应的变化，其中之一就是双腿之间的距离越来越近，直到成了今天这样能够紧紧并拢的状态。

双腿并拢对走路是好事，却为女性增加了非常沉重的负担，因为这使女性的产道变窄了，生育后代的难度自然也就增加了。雪上加霜的是，人类的脑容量在演化过程里越来越大，所以脑袋也就越来越大，尤其是新生儿，头部在全身占了很大的比例，也就成了分娩的时候最难娩出的部分，这也向每一位母亲提出了更大的挑战。变窄的产道和变大的脑袋之间形成了巨大的矛盾，也构成了人类的生育困境。

如何摆脱生育困境呢？很容易想到，有两种方式可以选择。第一是产妇尽量用力，把孩子挤出来；第二是趁胎儿还没发育完全的时候就分娩，这样还算是容易一些。那么人类选择了哪一种呢？并没选择。因为这不是一道选择题，演化使人类同时采用了这两种方式。

第一种方式是分娩痛苦的根源。直立行走的缘故，女性的产道其实是弯曲的，因此在分娩过程中，胎儿需要经过好几次旋转。在这个过程里，产道剧烈收缩挤压胎儿，使得胎儿在黑暗之中一步步探索正确的方向，而产道的每一次收缩都意味着胎儿头部撞击了母亲的产道，这当然会给母亲带来很多痛苦。

第二种方式与其说是巧妙，倒不如说是无奈。胎儿出生的时候，包括大脑在内的全身都没有发育完全，这样个头才能小一点，让分娩顺利一点。更重要的是，胎儿的颅腔还没有完全闭合，几块骨头间还存在很大的缝隙，甚至还有两个叫作**囟门**的洞。这样一来，胎儿的头部就有了很大的弹性，总算是把分娩的难度降低了一点。至于这样做的代价，就是胎儿出生之后还需要很长时间成长发育，而其他很多动物的幼崽在出生不久后就拥有了独立生存的能力，这对婴儿来说是不可想象的事。

正是因为生育困境的存在，分娩成了始终伴随人类的大困难。为了尽量帮助产妇渡过这个难关，妇产科医生想出了很多办法。早在 17 世纪，英国的钱伯伦家族就发明了**产钳**这个划时代的器械，当时的产钳结构并不复杂，和我们今天使用的剪刀很像，只不过前方不是刀刃，而是金属制成的两个环状叶片，这样才能减少胎儿的损伤。

有了产钳的帮助，妇产科医生就可以安全地牵拉胎儿的头部，从而帮助分娩。在难产的情况下，使用产钳无疑可以大大降低产妇和胎儿的死亡率。靠着这项发明，钱伯伦家族获得了巨大的名气和财富，只不过这个家族的人为了自己的利益，把产钳的秘密深深地埋藏了起来。

钱伯伦家族的人总是把产钳装进一个巨大的箱子里，每次出诊的时候，他们都会让产妇以外的其他人离开房间，然后把门锁上。在没人看见的情况下，他们才会拿出这个秘密武器进行接生。就这样，这个秘密被隐瞒了 100 多年，直到 19 世纪初，有人在钱伯伦家族曾经住过的房子里发现了 5 把产钳，这个家族的秘密才得见天日。

只不过，产钳虽然重要却不复杂，难道没有钱伯伦家族的启示，别人就发明不出来吗？当然不是，其实在 18 世纪，一位比利时的外科医生就已经独立发明了产钳，虽然和钱伯伦家族的产钳有些不同，但是使用起来的效果一点也不差。就这样，当钱伯伦家族还在谨慎地守护着自己的秘密时，产钳早就已经在欧洲广泛使用，而且成为最重要的产科器具。

经过几百年的改进和使用，产钳的使用技术已经很成熟了，可以说它为人类摆脱生育困境做出了巨大贡献。随着麻醉技术和无菌术的出现，手术技术得到了前所未有的提升，**剖宫产**也登上历史舞台，成为现代人摆脱生育困境的另一项利器。在我们生活的今天，剖宫产技术已经非常成熟，对于妇产科医生而言没什么技术难度，而这项手术极大地降低了分娩的风险。

那么问题来了，既然剖宫产可以帮助我们轻松地破解生育困境，是不是让每一位产妇都进行剖宫产，这个问题就能一劳永逸地解决了呢？不是。剖宫产当然有优势，但只有在必要的情况下才能选择。虽然我们之前说到自然分娩的诸多劣势，但事实上，其分娩过程还有很多优势是剖宫产无法取代的。

首先，胎儿出生之前是不需要呼吸的，他 / 她所需要的一切都由母亲提供，因此胎儿的肺里并没有空气，而是充斥着羊水、黏液等液体。在自然分娩的过程里，产道的规律挤压可以帮助胎儿排出这些液体，对胎儿出生之后自主呼吸有很大帮助。

其次，微生物在很大程度上是人类忠实的好朋友，我们的皮肤、肠道等部位都有微生物生长，这些微生物对我们来说不但是有益的，而且是必需的。肠道菌群就是个很好的例子，只有在肠道细菌的帮助下，我们的消化系统才能正常运转。而在母亲分娩过程中接触母亲的产道，就是新生儿获得这些微生物的重要途径，我们从母亲那里继承的不仅是这具身体，还包括了相应的"配套设施"。

再次，在分娩过程中，母亲和胎儿的神经体液系统也在高速运转，整个分娩过程在母亲和孩子之间存在着一场微妙的互动，这对于母亲和孩子来说都是非常必要的事情。

事实上，这样的理由我们还可以继续罗列下去，但以上这几点已经足以让我们知道，自然分娩对于胎儿有着极大的意义，也是剖宫产所不能替代的。也正是这个原因，卫生管理部门在评估妇产科时，会把剖宫产率作为一项重要的指标。只有经过产科医生评估，认为自然分娩会存在较大风险的产妇，医生才会建议采取剖宫产的方式。

虽然分娩是个正常的生理过程，但因为我们人类自身的生育困境，这个过程还是充满种种艰难之处。因此对于每一位产妇来说，究竟选择什么样的生育方式是至关重要的。我们应该如何选择呢？其实答案很简单。产科能成为一门独立的学科绝不是没有原因的，其中的奥妙细微之处需要长时间的专业训练才能掌握。因此我们要相信专业人员的能力，首先选择正规医疗机构，其次听取医生的建议，对我们来说这才是最稳妥，也是最便捷的答案。

解决生育困境是人类与自身斗智斗勇的过程，而对于生殖系统来说，还有更多的苦难和折磨，征服这些苦难的过程则是一段段情节更为跌宕起伏的故事。接下来，我们就去看看人类和宫颈癌之间的旷世之战。

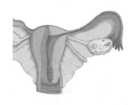

宫颈癌：可传染的肿瘤

首先要知道，肿瘤可以分为良性肿瘤和恶性肿瘤，而恶性肿瘤又被称作癌。早在 2000 多年前，医生就认识到了癌症这类疾病。希波克拉底发现，给癌症的肿块供血的血管就像螃蟹的爪子，它们会深深地扎根到正常的组织里去，于是希波克拉底用希腊文中表示螃蟹的单词命名了癌症，这正是表示癌症的英语单词 cancer 的来历。而当首字母大写（Cancer）时，这个单词的意思就是巨蟹座。

在某种程度上，cancer 这个名字很准确，因为癌组织和正常组织本来就相互纠缠在一起，很难分清它们之间的边界。直到今天，医生如果在患者身上发现了异常肿物，也一定要区分它是良性还是恶性，而肿物的界限是否清晰便是一项重要的指标。如果能很清楚地看到肿物的边缘，它和周围的正常组织泾渭分明，那么它是良性的可能性就比较大，反之则是恶性的可能性比较大。

事实上，不仅仅是肉眼能看到的界限，哪怕是在细胞层面，癌和周围的组织、细胞也是相互纠缠在一起，因此，癌症扩散的多种方式里，就有一种叫作直接浸润。也就是说，癌细胞可以直接侵入到周围的正常组织里去。既然是这样，在发现癌的时候立刻把能看见的肿块切除掉有用吗？没用。因为在肉眼看不见的地方，还有无数的癌细胞顽强地扎根生长。就算是把肉眼可见的肿瘤切除了，那些"漏网之鱼"很快就会长得跟原来一样大，甚至更大。

这个问题看起来很好解决，只要把切除的范围扩大不就可以了吗？听起来这个办法很不错，外科医生们也是这么干的。20 世纪初期，外科医生把乳腺癌的切除范围扩大到了令人难以置信的程度，不但要切除肿瘤本身，还要切除胸大肌、胸小肌和肋骨，甚至还会进行患侧截肢，并且切除位于胸腔的纵隔的一部分。可以说，这是把毁损性手术做到了极致，但这样能根治乳腺癌吗？还是不行。

因为癌细胞还会通过血液和淋巴等途径传播，所以在进行外科手术切除瘤体之外，医生还会采取另外两种治疗方法。第一种方法是放射治疗，简称**放疗**。这种疗法是使用放射线照射瘤体所在的区域，以图消灭那些在手术中被漏掉的癌细胞，不难看出放疗是一种局部治疗。第二种方法是化学治疗，简称**化疗**。化疗是使用化学药物在全身起效，属于全身治疗，这些杀伤力极强的药物就像拔出野草的草根一样，把那些已经溜到身体其他部位的癌细胞揪出来消灭。

总的来说，治疗癌症最主要的有效方法就是这三种，分别是手术、放疗和化疗。一些新技术或许会在未来带给癌症治疗新的希望，但是至少在现阶段，这三种方式是最为可靠的。利用这些手段，医生们治疗了不计其数的癌症患者，很多恶性程度低的癌症在临床治愈率方面甚至可以和良性病相提并论。可以说，在癌症治疗方面，我们有了非常大的成就。

此时不得不提出一个新问题：我们难道就不能完全避免癌症的发生吗？不能，至少这个时代的科技实现不了这样的目标。这个问题的答案还是和演化有关系。回顾一下生物演化的发生，在生物存活的全过程里，细胞会发生增生、分化，这个过程必然伴随着 DNA 的复制。

我们都知道，DNA 是承载着遗传信息的分子，它的结构里，碱基对形成长长的链条，而碱基对的排列顺序就像密码一样，记录着关于生命的所有信息。这些信息是如此的复杂，在复制的过程中就难免会出错，使生物发生变异。那么这些变异对我们到底是有益的还是有害的呢？这就不一定了。

在此之后，生物所生活的环境会对这些新出现的变异进行筛选，正如查尔斯•达尔文告诉我们的那些，凡是适应环境的变异就会被保留下来，而不适应环境的则会被淘汰。正是经历了这样的过程，演化才得以发生，地球上才有了我们看到的千姿百态的生物。

也就是说，DNA 复制过程出错这件事是演化的基础，没有这些错误也就没有我们。可这样的错误也带给我们一个沉重的负担，那就是癌症。对于正常的细胞来说，它们虽然会分裂增生，但大部分时间是处于休息状态的，只有很少的时间处于分裂阶段。但是 DNA 复制会出错，一部分细胞因为这种错误而改变了自身增生的节奏，变得无比勤奋，不停地对自己进行复制，同时也消耗了大量的营养。

这些细胞完全不顾身体的承受能力，并最终会使整个身体因养分消耗殆尽而死亡，这就是癌细胞。尽管生物的身体之中存在着监管机制，可能发现并杀死这些癌细胞，但是这些监管机制也并不完美，难免会有一些逃过监管的癌细胞存活下来并疯狂生长，最终以癌症的样子出现在我们面前。

从这个角度来说，癌是演化过程带给生物的副产品，是我们无法避免的命运。甚至可以这样说，只要我们活得足够长，体内细胞分裂的次数足够多，我们总有一天会被癌症光临。因此可以说，和罹患癌症关系最大的因素就是寿命。

明白了癌症发生的基本原理，也能让我们明白另一件事：为什么最近几十年癌症的发病率越来越高？从某种程度上说，这正是医学发展的结果。恰恰是因为医学发展了，很多在古代无法治愈的疾病现在已经可以被医生轻松治愈。比如阑尾炎，在几百年前没有手术的情况下就是绝症，但在今天已经是一个小手术就可以解决的问题。

之前会导致人死亡的疾病现在只是寻常的小问题，人类整体的预期寿命越来越长，因此可以说，恰恰是社会的进步、医学的发展，使我们能活到罹患癌症的年龄。以乐观的态度看，这其实是一件好事，毕竟在缺医少药的年代，大部分人甚至没有得癌症的资格。

现在我们已经知道了，癌是遗传信息的错误导致的。那么，如果有些因素会诱发遗传信息出错，岂不是很有可能引起癌症？是的。烟草、酒精、黄曲霉素等物质都会诱发癌症，因此它们都是致癌物。随着医学的进步，科学家还发现一些病毒不仅具有传染性，而且会诱发癌症，缩写为 HPV 的人乳头瘤病毒就是典型的例子。

HPV 并非某一种病毒，而是一类病毒。HPV 家族中有几十位成员，其中有一些会引起寻常疣、扁平疣这类常见皮肤传染病，也有一些会引起尖锐湿疣这样的性传播疾病，还有一些则会诱发很多种癌症，其中便包括宫颈癌。需要注意的是，并不是所有的 HPV 都是通过性传播的，而且 HPV 无处不在，洁身自好的女性同样有很大的概率被感染，因此绝对不应该把 HPV 感染和生活不检点挂钩。我们应该以科学的态度认识疾病，而不是将其污名化。

简而言之，HPV 这种病毒和宫颈癌有着明确的相关性，这也使宫颈癌被称为"可传染的癌症"。如此看来，宫颈癌很是可怕，但恰恰是这种"可怕"之中蕴含着希望。既然 HPV 和宫颈癌之间的关系如此明确，我们只要有效地预防 HPV 感染，不就可以有效预防宫颈癌了吗？是的。只要我们对于某种疾病有足够深刻的认识，自然会找到战胜它的办法，而 HPV 疫苗的出现正是这样一个鼓舞人心的故事。

HPV 疫苗有二价、四价和九价之分，它们分别可以免疫两种、四种和九种 HPV。问题是，二价疫苗只能防两种 HPV，它有用吗？有用。因为二价疫苗所预防的那两种 HPV 恰恰是在中国引起宫颈癌最常见的两种 HPV，所以已经可以在很大程度上预防宫颈癌的发生。而四价疫苗和二价疫苗相比，还能预防另外两种 HPV 引起的传染病。至于九价疫苗，当然防护程度最高，但是注射有年龄限制，所以在一定程度上限制了它大规模的使用。

总之，HPV 疫苗可以预防宫颈癌的发生，尽早接种有利于健康。特别值得一提的是，男性虽然不会被宫颈癌困扰，但是可以成为病毒携带者，所以也是有必要接种 HPV 疫苗的。至于应该选择几价疫苗、在什么时候接种，这些问题最好还是到医院咨询一下医生，毕竟每个人都有不同的实际情况，在接种前听取医生的建议才是最有针对性、最可靠的解决方案。

第 11 章

内分泌系统：看不见的指挥部

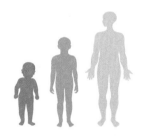

内分泌：手持虎符的国君

当我们需要记录自己想法的时候，自然会用大脑操纵我们的手，让手拿起笔在纸张上写下文字。在进行这样一个活动的过程里，神经系统对我们的身体进行着极为准确、精细的操作。这很容易让我们形成这样的印象——我们所有的活动都是在神经系统的控制下完成的，然而事实并不是这样。我们的身体中还有无数需要进行调控的过程是被另一个系统所控制的，这就是内分泌系统。

内分泌系统是人体中看不见的指挥系统，虽然它和神经系统都负责控制身体的生理过程，但它们并不是相互竞争的关系，反而相辅相成、相得益彰。我们整个身体的生长发育、新陈代谢、繁衍乃至正常运转几乎都和内分泌系统有千丝万缕的联系。

整个内分泌系统可以分成两部分，分别是**内分泌腺**和**内分泌组织**。内分泌腺相对独立，包括垂体、甲状腺、甲状旁腺、肾上腺、松果体、胸腺，等等。而内分泌组织分布非常广泛，一团团细胞聚集在一起形成了内分泌组织，在身体的很多地方都可以见到它们的身影。这些内分泌组织像租客一样，在其他的器官占据一定的小空间，低调地完成自己的工作。

想要了解内分泌系统究竟能干什么，首先要知道什么是"内分泌"，这是一个和"外分泌"相对应的概念。我们已经知道，很多细胞具有分泌的功能，它们会分泌出功能各异的成分，并且在我们的身体之中发挥作用。问题是，这些成分被分泌出来后，会以什么样的方式去往何处呢？分泌的内外其实是按照分泌物被运输出去的方式划分的。

分泌物被各种管道收集起来并被排出，这便是外分泌。一开始这些管道非常细小，之后会逐级汇合成为越来越粗的管道，并最终将分泌物排出到体外，或者体内的某个空间里。这个过程想必你已经非常熟悉，因为胆汁和胰腺的分泌就属于这样的外分泌，尽管这两者是在十二指肠大乳头被排入消化管之中，是在人体内部而非体外，但这个过程仍是外分泌，界定外分泌的标准是有管道。汗腺分泌的汗液被排出到皮肤之外也是外分泌。

有些细胞和组织的分泌物没有经过管道，而是直接进入血液，再由血液将其运送到自己该去的地方，并且发挥调控身体的作用，这种情形就是内分泌。简而言之，内分泌的特点就是没

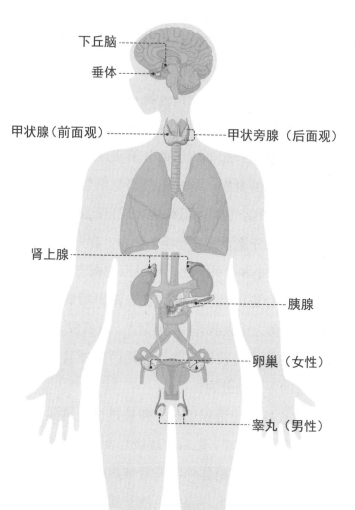

下丘脑 ------
垂体 ------

甲状腺（前面观） ------ 甲状旁腺（后面观）

肾上腺 ------

胰腺

卵巢（女性）

睾丸（男性）

有管道。虽然没有管道，但是内分泌系统的调控非常精准。内分泌系统所分泌的物质被称作**激素**，它的英语单词是 hormone，音译便是荷尔蒙。激素虽然没有直接注入它应该发挥作用的地方，但它和它所作用的靶器官有着神秘的接头方式，当激素进入血液之后会到达靶器官，进而产生相应的调节作用。

激素的作用方式很像是古代调动军队所使用的虎符。设计虎符的使用制度时，需要制作一个虎符且分成两半，国君和统兵大将各持一半，国君需要调动军队的时候，便会派使者手持自己的一半虎符来到军中。如果虎符可以严丝合缝地拼合到一起，那么将军便会接受调动军队的命令。这样的制度有两个很重要的细节：第一，国君并不需要亲自到军队里，但同样可以远程掌握军队的控制权；第二，虎符并不能任意调动军队，每个虎符只能调动某支特定的军队。

如果我们把内分泌器官和内分泌组织看作国君，那么激素就是它们持有的"虎符"。当它们把这些调动"军队"的命令排放到血液之中时，这些虎符会跟随血液循环到达全身各处，但并不是身体每个地方接到这些虎符后都蠢蠢欲动，而只有那些能和特定的虎符对应的器官才会产生相应的反应。

对于神经系统来说，它要靠神经纤维来传递信息，这些神经纤维虽然藏得很深，但是也难逃解剖学家敏锐的双眼。可对于内分泌系统来说就不一样了，激素这种"虎符"是各式各样的分子，小到显微镜都看不见的地步，想要发现它们可真是太难了。所以和其他系统相比，免疫系统被发现得非常晚。2000多年前，医生们就已经开始思考血液运行的规律，而且对大脑的结构进行了研究，可是直到 19 世纪，医生们才刚刚开始猜测，人体中有内分泌系统的存在。

19 世纪中叶，著名的生理学家克劳德·贝尔纳（Claude Bernard，1813—1878）最早提出了这个想法，他认为人体中所有的器官都会分泌某种物质，这种物质的作用就是让身体稳定地运转。但是，贝尔纳只是提出了一个想法，他并不知道自己描述的这种物质是什么，也不知道这些物质究竟是如何起作用的，毕竟他也和古代的医生们一样，完全看不见这些小东西。

如果说关于内分泌系统的知识被锁在一扇大门之后，那么贝尔纳仅仅是站在远处隐约看见了这扇门的存在。此时问题依然没有得到解答，神经系统之外，究竟是否存在着另外一个系统在控制着我们的身体呢？回答这个问题的是另外两位科学家。1902 年 1 月 16 日，威廉·贝利斯（William Bayliss，1860—1924）和欧内斯特·斯塔林（Ernest Starling，1866—1927）进行了一个很简单的实验。他们将狗的胰腺周围的神经通通切断，也就是说胰腺失去了神经系统的控制。两位科学家想要探究，在这种情况下，狗的胰腺是不是还能工作。

假设，动物的身体由神经系统控制，并且仅由神经系统控制，那么胰腺在这种失去神经的极端情况下，自然也就不会工作；就算是消化系统里出现了食物，胰腺中也不应该分泌胰液。但是，在切断神经之后，两位科学家给狗喂了食物，而狗的胰腺分泌出大量的胰液。这个简单的实验回答了困扰大家很久的一个问题——神经系统之外果然有一种神秘的物质，同样对身体器官起到调控作用。在之后的实验里，贝利斯和斯塔林分离出这种能够促进胰腺分泌胰液的物质，并且将其命名为促胰液素。这也是科学家第一次成功地分离出了激素。

贝利斯和斯塔林开辟了全新的领域，在真正意义上开创了内分泌学。三年之后的 1905 年，斯塔林在一次演说中，第一次使用了 hormone 这个单词，并且向人们解释了激素的功能：它们在人体的某个器官中产生，然后被血液运送到它们应该发挥作用的地方。斯塔林的这个描述被一直沿用到了今天。

在斯塔林看来，人体之中有 4 个腺体和内分泌有关，分别是垂体、肾上腺、胰腺和甲状腺。显然，他低估了内分泌器官和内分泌腺体在人体中分布的广泛程度，不过他提出了两项原则，让其他科学家可以分辨，究竟什么样的物质才能被称为激素。第一，如果切除分泌激素的腺体，一定会引发疾病或死亡；第二，把健康个体的内分泌腺移植到受损个体上，那么后者的病情会缓解。

斯塔林原则十分缜密，但缺少灵活性，一些不符合这个原则的物质同样被归类为激素。可以说一直到今天，我们也很难给激素下一个准确的定义。更何况，人体中可以被归类为激素的物质数以百计，功能更是复杂多样，想要界定什么是激素就更困难了，我们这里不需要对这个问题太纠结。了解几种常见激素的功能，对于我们来说就已经足够了。

可是，人体中的激素种类这么多，我们应该从哪里开始呢？有趣的是，这个起点居然在神经系统。

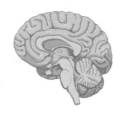

内分泌与神经：协同作战的友军

科学家发现了内分泌系统之后，理所当然地认为，内分泌系统和神经系统各自为战，分别负责不同的功能。但是在1928年，一位德国科学家研究了某种鱼类的**下丘脑**，并得到了让他意想不到的结果。长期以来，科学家一直认为下丘脑是由神经细胞构成的，当然也属于神经系统，这么看确实没错，但是这位德国科学家发现，下丘脑里的某些神经细胞不走寻常路，它们居然还有内分泌细胞的特征。于是，这位科学家做出了一个大胆的猜测：莫非内分泌系统和神经系统其实并非各自为战的两个系统，而是相互协同，一起完成共同的任务？

事实证明，这位科学家的猜想是正确的。在此之后，很多科学家纷纷证实，这两个系统的关系确实密不可分。更有意思的是，本书最后一个章节讲到的免疫系统也和它们有着千丝万缕的关联。总之，20世纪70年代，科学家们终于认识到神经系统、内分泌系统和免疫系统之间关系错综复杂，它们不但可以各自完成属于自己的任务，而且相互合作、优势互补。可以说"聚是一团火，散是满天星"，无论聚散，它们都负责调控我们身体的基本生理功能，保障了我们的生命活动能顺利进行。

负责将神经系统和内分泌系统联系到一起的器官，正是我们刚才所提到的下丘脑。虽然它的重量还不到整个脑组织的1%，但是作用十分重要，而且非常特殊，因为下丘脑既属于神经系统也属于内分泌系统。中枢神经系统传来的神经信号在下丘脑发生转变，变成了内分泌系统可以识别的信号。之后，下丘脑会分泌激素，指挥内分泌系统的其他器官和组织分泌激素。

可以说，下丘脑是内分泌系统的总指挥部，因为它分泌的激素可以控制其他激素的分泌。比如脑垂体、甲状腺、肾上腺等器官，都是在下丘脑释放的激素的调控下进行工作的，它们分泌激素的数量都取决于下丘脑下达的命令。

当然，下丘脑这个总指挥部并没有大权独揽，而是分出了一部分责任和功能，交给另外一个重要的内分泌腺体，它就是**垂体**。垂体比下丘脑还要小，成年人的垂体也只有600毫克而已，但是垂体的功能极其重要。这么小的一个器官，居然能分泌出十几种激素，重要性可见一斑。如果我们看看这十几种激素都有哪些，也就更能意识到垂体功能的重要性。下面我就简单讲述垂体分泌的几种激素。

首先要说的是**催乳素**和**缩宫素**。从催乳素的名字就能看出来，它的功能和乳腺有着密切的关系。事实也确实如此，乳腺的成熟和乳汁的分泌都受到催乳素的控制。缩宫素的名字也十分形象，它的功能是促进妊娠期子宫的收缩，这和分娩有直接关系。不难想象，这两种激素都是母亲的好朋友。

其次就是**促甲状腺激素**和**促肾上腺皮质激素**。它俩的名字同样直白，从名字也能看出来，促甲状腺激素的作用是促进甲状腺生长，并刺激甲状腺激素分泌。而促肾上腺皮质激素可以

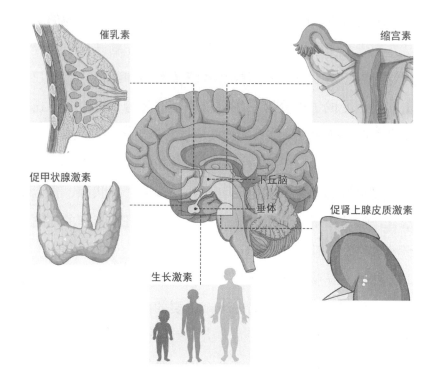

催乳素

缩宫素

促甲状腺激素

下丘脑

垂体

促肾上腺皮质激素

生长激素

促进肾上腺分泌**肾上腺素**等激素。

从以上列举的这 4 种激素中可以看到，垂体同样是内分泌系统里的指挥部。也就是说，下丘脑是一级指挥部，通过激素调节垂体；垂体是二级指挥部，通过分泌激素来调节其他激素的分泌；而其他内分泌器官和腺体是三级指挥部，它们所分泌的激素负责调节全身的其他器官。

有趣的是，垂体虽然是二级指挥部，但它不仅仅指挥其他器官、腺体，有时也会亲力亲为，负责一些直接的指挥工作。比如，对我们身体发育生长极其重要的**生长激素**就来自垂体。事实上，人们很早就认识到，垂体的某些成分可以促进生物的生长。

19 世纪末，法国神经学家皮埃尔·马里（Pierre Marie，1853—1940）发现垂体功能亢进会导致**巨人症**和**肢端肥大症**。今天我们知道，如果在儿童时期身体中出现过量生长激素，就会导致巨人症；而在成年之后出现过量生长激素，则会导致肢端肥大症。

皮埃尔·马里医生虽然并不知道生长激素的存在，但他已经敏锐地观察到了这两种疾病的根源在垂体。值得一提的是，1906 年诺贝尔生理学或医学奖得主卡哈尔（Cajal，1852—1934）正是皮埃尔·马里的学生。后来，直到 20 世纪 40 年代，才由美籍华裔学者李卓皓发现了生长激素的存在。

既然生长激素是促进人体发育生长的，对于儿童来说自然极其重要。如果因为先天疾病而导致生长激素不足，当然会影响孩子的发育，也就会导致所谓的**侏儒症**。当然，我们需要知道的是，生长激素所导致的发育异常虽然会影响身高，却不会影响智力。值得一提的是，生长激素还可以控制糖蛋白质和脂肪的代谢，对激发免疫系统的功能也十分重要。可以说生长激素名不副实，因为它功能强大，并不仅限于生长。

至于治疗侏儒症的方法并不复杂，只要给患有这种疾病的儿童定期注射生长激素，问题自然就能得到解决。但尴尬的是，科学家进一步发现，不同生物的生长激素结构和功能差别很大，这就造成一个结果：几乎所有其他动物的生长激素对人体都是无效的，当然也就不能作为药物来使用。

于是，生长激素的这个特点造就了一种尴尬的困境。20 世纪 60 年代，医生们已经有能力诊断侏儒症，也已经想到了注射生长激素的治疗方法，但在那个年代，想要获得生长激素只能从人的垂体中提取，这当然会导致产量不足。这让医生左右为难，既想救治儿童，又没有足够的药物，该如何是好呢？总不能让患儿的家长自己去收集垂体、制造药物吧。

难以想象的是，这样的事情还真的发生过。20世纪60年代，一位叫作艾德娜·索贝尔（Edna sobel）的女医生收治了一位侏儒症患儿，却没有足够的生长激素来治疗这个可怜的孩子。于是，索贝尔医生对这个孩子走投无路的父母建议道：如果你们能找到100个垂体，我就可以治疗你们的孩子。

在我们的生活里，筹钱通常会被认为是很困难的事，但和收集100个人类的垂体相比，似乎也成了一件简单的事情。毕竟，钱只是钱，而垂体是深藏在人脑中的小东西，没有任何一个人可以在活着的时候把它捐献出来。但是，索贝尔医生的建议终归是在无尽的黑夜中点亮了一根小小的蜡烛，有光芒、有希望，但这样的希望实在太渺茫，这个孩子的父母又怎么可能做到这件事呢？

然而，这个世界上总有一些人会做到常人做不到的事情。这位深爱着自己孩子的母亲，坐在桌子旁边给她认识的每一个人写信，并且发动自己的朋友联系各家医院以及各种社会机构，这种大海捞针的方式居然真的成功了！之后，有很多人纷纷表示自己可以提供垂体，就这样，这对父母真的收集到大量垂体，并在医生的帮助下提取生长激素，治好了自己的孩子。

现在我们知道，在内分泌系统之中，下丘脑和垂体不但是指挥部，负责刺激其他内分泌器官和腺体，而且自己也会分泌一些能直接发挥作用的激素，比如垂体分泌的生长激素。而接下来，我们就要去认识一种知名度非常高、应用非常广泛的激素，它就是胰岛素。

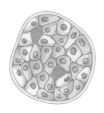

胰岛素：调节血糖的能手

胰腺这个器官我们并不陌生，在了解消化系统时我们已经知道，胰腺发挥的是外分泌功能，它分泌的胰液是最重要的消化液之一，我们能够把自己吃进去的食物转变成小肠可以吸收的分子，胰液功不可没。但胰腺的功能并不局限于此，胰腺之中还有另外一种极为重要的结构——**胰岛**，它的作用是分泌**胰岛素**。胰岛素这种激素的名气实在太大，几乎每个人都知道，它可以调节人体中的血糖水平。

胰岛素之所以重要，是因为血糖对于人体太过重要。如果人体中的血糖过低，那么休克乃至死亡都是有可能发生的。而血糖过高同样会带来很大危险，会导致我们熟悉的**糖尿病**，患者还有可能出现糖尿病酮症酸中毒，这是常见的糖尿病急性并发症，如果没有得到有效治疗，同样可能危及患者生命。

除此以外，过高的血糖还会损伤血管内皮，进而引起斑块

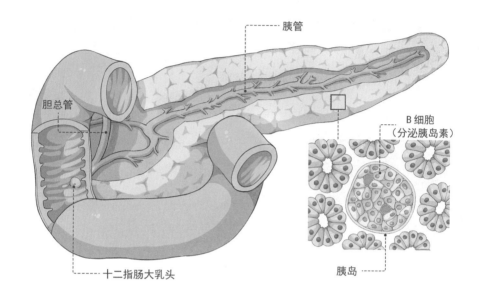

的形成。你肯定已经想到了——这不就是冠心病的发病原理吗？没错，正是因为高血糖和冠心病之间存在密切关联，所以心内科医生会把糖尿病视作冠心病的**等危症**。意思是说，一个人只要患了糖尿病，就要被当作冠心病患者来对待。

不得不说，糖尿病是一种常见且相当凶险的疾病，而病因正是胰岛素分泌功能异常。不难想到，胰岛素正是治疗糖尿病的灵丹妙药，事实确实如此，在胰岛素被发现之前，糖尿病患者通常会在数年之间就走到生命尽头。而胰岛素被发现之后，糖尿病便再也不是一种无法治疗的疾病，时至今日，只要在内分泌科医生的指导下规律用药，糖尿病患者的病情基本都可以得到很好的控制。

那么，胰岛素这样一种重要的激素，究竟是被谁发现的呢？

他就是加拿大著名医生班廷（Banting，1891—1941）。班廷于1910 年进入大学就读，一开始学习的专业是艺术，但一段时间之后，他痛苦地发现自己缺少艺术天分，于是毅然改变专业，成为一名医学生。不过他的医学课程学习也很不顺利，这倒不是因为他不勤奋，而是因为此时恰好遇到第一次世界大战爆发，班廷匆匆毕业之后便参军成为一名军医。这样的经历也导致他的基础学科知识掌握得并不算好。

但是，班廷医生在战争中经历了洗礼，作为外科医生的操作能力还是非常过硬的。战争结束之后，他又进一步深造，取得了博士学位，这为他未来的研究打下了很好的基础。当时的医学界已经有人猜测胰岛素的存在，但是没人能够证明这一点，这是为什么呢？因为胰液的消化作用实在太强，把动物的胰腺研磨之后，胰液的成分会把其他成分统统破坏掉，当然也包括胰岛素，因此之前从来没人通过摘取实验动物胰腺的办法成功地提取过胰岛素。

而班廷无意间看到一篇论文，里面提到了一个很有启发的思路：如果进行手术结扎胰管，那么胰液分泌就会受到影响，这会导致分泌胰液的组织萎缩、坏死，在这种情况下，胰岛素就不会被破坏了。外科技术过硬的班廷马上动起手来，他和助手用狗进行了大量的试验，并且得到了多伦多大学生理学教授麦克劳德（Macleod，1876—1935）的帮助，而后者在提取胰岛素方面给班廷提供了相当重要的帮助。

1921 年，班廷医生成功地在牛和狗的胰腺中提取到了胰岛素，现在是检验它疗效的时候了。就在 1922 年，班廷使用胰岛素治疗了一位叫作伦纳德·汤普森的患者，汤普森当时只有 14 岁。在那个时代，被诊断为糖尿病就意味着死亡，对一个 14 岁的孩子来说，这未免太残酷了。而班廷提取的胰岛素创造了奇迹，接受注射治疗后，汤普森的病情得到极大缓解，并健康地活到了 26 岁。而且，汤普森死亡并不是因为糖尿病，而是因为肺感染，可以说，全世界第一次使用胰岛素治疗糖尿病的效果好得超出了人们的想象。

在发现胰岛素的第二年，也就是 1922 年，班廷就成功证明了胰岛素的价值，这引起了医学界的震动。于是在 1923 年，诺贝尔奖委员会就迫不及待地把生理学或医学奖颁发给班廷，以及给了他巨大支持的麦克劳德教授。诺贝尔奖的评选颁发向来以迟钝著称，很多科学家需要等待几十年才能得到青睐。而且诺贝尔奖只颁给活人，因此不少做出杰出贡献的科学家因为没等到那一天而错失了奖项。像班廷这样第一年做研究、第二年出成果、第三年得诺贝尔奖的例子实在是太罕见了。

在我们生活的今天，胰岛素已经是治疗糖尿病的常用药物之一，而且在长达百年的发展历程中，作为药物的胰岛素也比它最初出现的时候有了巨大的改进。如今有短效胰岛素和长效胰岛素，从名字可以看出，它们有的作用时间短，有的作用时间长。而内分泌科医生会对患者每天不同时段的血糖水平进行监测，然后根据患者每天血糖的波动情况，结合不同的胰岛素来制订用药计划。这样一来，患者只要听医生的话，按时注射不同类型的胰岛素，就可以控制好自己的血糖水平了。

如果这样还不够，医生是不是就没有办法了？当然不是。

在使用胰岛素的时候，医生还有另外一项利器，那就是**胰岛素泵**。这种仪器比手机还要小，里面可以安装一管胰岛素药液，一根细细的管子从中伸出，并由留置在患者皮下的细小针头持续给药。只要医生设定好了时间和给药速度，胰岛素泵就会持续输出胰岛素，而且会根据每天不同的时段进行调整。有了它的存在，治疗糖尿病就更加方便了。

总之，有了胰岛素这种神奇的药物，对于内分泌科医生来说，控制血糖已经不再是从死神手里挽救人命，而是让患者得到精益求精的治疗，重新拥有正常的生活。也许你会问，如果把胰岛素做成口服药物，岂不是更方便吗？遗憾的是，胰岛素显然不够坚强，它会在胃液的作用下被破坏掉，科学家们一直没放弃这方面的努力，也取得了很多进展，希望在不久的将来，我们就能见到这种全新的、更为方便的胰岛素。

胰岛素固然有名，但众多激素之中，还有一种激素的知名度与胰岛素不相上下，它就是甲状腺素。那么，关于甲状腺素又有怎样惊心动魄的故事呢？

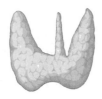

甲状腺素：过多过少都是病

20世纪70年代，一种奇怪的儿童疾病引起了医生的重视。患了这种疾病的孩子脑袋大、脖子粗、皮肤干燥、舌头肥大。更严重的是，家长痛苦地发现，孩子不仅身体发育不尽如人意，智力也受到了严重影响，这种疾病被称为**呆小症**。我们已经知道，生长激素不足只会使人矮小，但不会影响智力发育；而呆小症既影响身体发育，也影响智力发育，导致这种情况的原因正是甲状腺素分泌不足。

事实上，在呆小症发病率升高的70年代，医生们不但早就知道了甲状腺素的存在，也知道如何治疗，而且治疗方法也很简单，只要补充甲状腺素就可以达到良好的效果。但为什么当时的医生不能及时发现这种疾病，在患儿刚出生的时候就进行诊断和治疗呢？原因很简单，这些孩子刚出生时并没有症状，而当时缺乏足够先进的技术去测定血液中的甲状腺素含量，因此无法及时诊断。而患儿出现明显症状时，又已经错过了治疗时机，因此无数孩子因为当时的技术不足成为呆小症的受害者。

幸运的是，在我们所生活的今天，呆小症已经得到了有效控制，这得益于一位伟大的女性科学家、诺贝尔奖得主——罗莎琳·耶洛（Rosalyn Yalow，1921—2011）。在西方文明中，犹太人时常受到歧视，而哪怕是在科学界，女性也受到了广泛的歧视和不公正对待。耶洛作为一位犹太女性，取得如此辉煌的成绩，堪称凤毛麟角。

耶洛出生于 1921 年，从小就有超高的学习天分。大学期间，她以优等生的身份获得了物理学学士学位。毕业之后，她一直期望成为一名教师，但因为是犹太女性，所以很难获得良好的机会。机缘巧合，当时二战爆发，大批男性或主动，或被动地奔赴战场，使女性拥有了更多接受教育的机会，而耶洛就这样获得了普渡大学的研究生入学资格。

在普渡大学获得学位之后，耶洛进入一家科研机构的核医学部。毕竟她是一个物理学家，而核医学研究正是物理学和医学的结合，这样的工作对她来说再合适不过了。

更幸运的是，耶洛雇用了一位叫作所罗门·贝尔松（Solomon Berson，1918—1972）的内科医生。二人的相识，成功地将物理学和医学更为紧密地联系到了一起，学科结合的效果十分明显。他们发明了一种行之有效的方法，可以用来测量人体内的激素含量，这便是放射免疫分析法，一直到今天也在医学领域广泛应用。

毕竟，物理学研究可以深入到分子层次，因此放射免疫分析法的精密程度超乎所有人的想象，血液中极其微量的激素也无处遁形。此前，医生即便能诊断出患者缺乏某种激素，也不能了解激素的缺乏程度，以及治疗所需要补充的剂量，所以开药的时候也没有标准。然而现在，放射免疫分析法给医生提供了十分准确的数据，无论是诊断还是治疗都可以有的放矢了。

虽然这项技术前景广阔，可以带来巨额财富，但耶洛和贝尔松明白，这项技术可以造福全人类，其价值远远超出金钱的收益。因此，两位科学家毅然决定放弃专利，并且在杂志上直接公布了这项技术的细节，甚至邀请世界各地的科学家来到他们的实验室参观学习。正是因为他们宽广的胸怀以及悲天悯人的善意，没过几年时间，这项技术就成为针对激素的标准测量方法，并被推广到全世界。

因为这项伟大的发现，罗莎琳·耶洛这位物理学家于1977年获得了诺贝尔生理学或医学奖。然而遗憾的是，贝尔松医生与诺贝尔奖失之交臂，因为他在1972年便因心脏病离开了人世。为了纪念他的贡献，诺贝尔奖委员会在颁奖词中写道：我们正在见证内分泌学新时代的到来，这份荣誉有贝尔松的一份大功劳。

有了放射免疫分析法，内分泌学才终于成为一门精确的科学。在此之前，医生只能根据症状来推测患者的病情，而此后只要进行一项简单的检查，就可以明确地知道患者体内激素水平的准确数值，并以此指导诊断和治疗。对于新生儿来说，只需要付出一点点血液，就能完成甲状腺功能的检查，呆小症再也不是那个莫测的幽灵，而成了一种可防可治的疾病。

当然，我们都十分清楚过犹不及的道理，甲状腺素过少会引起疾病，而甲状腺功能亢进、甲状腺激素分泌过多，同样会给人体带来严重的影响。患有甲状腺功能亢进时，患者全身的代谢率都会增高，这会让人经常感到浑身没劲儿，容易出汗，而且饭量大增，只不过即便吃很多东西仍然会经常感到饥饿，甚至伴有体重下降。除此以外，甲亢还会导致情绪方面的变化，让人焦躁易怒，以及出现手和眼皮的震颤等症状。事实上，甲状腺素对人体的影响相当广泛，因此甲亢这种疾病所带来的症状也多种多样，以上仅仅是列举了一部分而已。

尽管甲亢症状很多，也看似很严重，但随着现代医学的进步，诊断和治疗甲亢的手段各式各样。医生会根据症状进行初步诊断，之后包括 B 超在内的影像学检查可以提供诊断依据，再有放射免疫分析法对患者体内甲状腺素的测定，甲亢的诊断并不困难。一旦确诊甲亢，医生们便会拿出相应的治疗办法，内科医生可以采取药物治疗，效果不佳的情况下，还可以由外科医生出手，通过手术切除部分甲状腺来解决这一问题。

当然，在这里也只能对甲亢的诊治方法做一个简单的介绍，毕竟随着医学发展，对于这种疾病的研究已经十分深入，只有相关专业的医生才能更为准确地对病情作出判断，并选择最合适的治疗方法。因此当我们出现那些典型症状的时候，还是及时寻求医生的帮助最为合适，有两个专业的医生对它的研究最为深入，那就是内分泌专业的内科医生，以及腺体外科的外科医生。

胰岛素和甲状腺素大概是我们最为熟悉的两种激素，但事实上还有一类激素应用极其广泛，你我以及我们身边的每个人几乎都使用过。正因为这类激素应用得太广泛，以至于它们几乎和"激素"的概念画上了等号，医生提起它们时，往往会这样告诉患者：我需要给你用点激素。而这类应用十分广泛的激素就是肾上腺皮质激素。

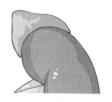

糖皮质激素：应用广泛的激素

两个肾脏的上方，各有一个小小的腺体被称作**肾上腺**。事实上，肾上腺并非单一的腺体，而是由两个腺体结合在一起形成的，只不过科学家在命名时没有把它们分开，而将它们分别称为**肾上腺皮质**和**肾上腺髓质**。在这对纠缠不清的"好朋友"之间，皮质的成分占了肾上腺的大约九成，它所能分泌的激素大致可以分为两类，分别是**糖皮质激素**和**盐皮质激素**。无论是哪一种，对于我们的生命活动都至关重要。

盐皮质激素的作用主要是调节盐分和水分，我们已经知道，人体中盐和水的含量与比例需要保持平衡，并被控制在合适的范围里，一旦出现失衡，人体就会产生一系列的症状和疾病，严重时甚至会危及生命。既然负责这件事的是盐皮质激素，可想而知，如果它的含量出现问题，那将有可能是危及生命安全的大问题。

至于糖皮质激素的作用则更大，而且相当广泛，绝非三言两语能够说清。现在我们试着列举一下糖皮质激素所能发挥的作用：第一，它能升高血糖，也就是说，能够对抗胰岛素的降糖作用；第二，它不但能影响糖分的代谢，也能影响脂肪的代谢，还能够促进脂肪水解；第三，它能促进蛋白质代谢；第四，它能增强骨髓的造血功能；第五，它还能影响我们即将提到的免疫系统，能够减轻炎症反应。说到这里，我们已经列举出糖皮质激素的五项重要功能，事实上如果想要继续，还能列出一个长长的名单。总之，糖皮质激素作用强而广泛，会对我们的全身产生极为重要的影响。

那么问题来了，如果肾上腺过于亢奋，生产出过多的糖皮质激素，又会对我们产生怎样的影响呢？从刚才提到的那几条功能之中，我们已经能够作出一些推测：血糖升高是肯定的，而促进脂肪代谢会使得脂肪在全身重新分布，导致腹部脂肪分布得更多，而四肢的皮下脂肪减少；同时，因为糖皮质激素会促进蛋白质代谢，所以身体各处存在蛋白质的结构，比如肌肉、淋巴都会出现萎缩，并且会出现骨质疏松和皮肤变薄。

通过这样的描述，我们大概能够想象出来，身患这种疾病的患者会何其痛苦，而能够导致糖皮质激素大量分泌的疾病便是**库欣综合征**。尽管它不是我们在日常生活中经常能够碰到的疾病，但对于医生来说，这种疾病赫赫有名，因为在医学课程中，库欣综合征会导致被称为"满月脸、水牛背"的特殊体态，这给无数学子留下了深刻印象，也是医学类考试中反复出现的重点。

那么库欣综合征的名字从何而来呢？它来自于 20 世纪早期神经外科领域的权威专家哈维·库欣（Harvey Cushing，1869—1939）。能以自己的姓氏命名某种疾病的医生，无疑都是医学领域的佼佼者，库欣自然也不例外。库欣从小就依靠自己的聪明才智获得了学业上的成功，他先在耶鲁大学取得学士学位，之后在哈佛医学院取得医学学位，后来又在约翰·霍普金斯大学接受了外科培训。而约翰·霍普金斯大学医学院毫无疑问是美国那个时代最好的医学院校。毕竟在 20 世纪初期的美国医学教育改革中，整个美国都以这所院校作为样板，来改革其他的院校，而这样的求学经历也见证了库欣在学业上的成就。

当哈维·库欣在约翰·霍普金斯大学医学院求学时，他遇到了最优秀的外科医生、被称为"美国现代外科学之父"的威廉·霍尔斯特德（William Halsted，1852—1922）。霍尔斯特德在外科领域的贡献无人能及，乳腺癌根治手术便是由他开创，外科手术要戴橡胶手套也是由他提倡的，至于他教授的学生更是遍布天下。库欣能够跟随这样的导师，自然学到了一身过硬的手术本领。

1914 年，作为神经外科医生的库欣，手术死亡率只有 8% 左右，而同一时期其他医生的手术死亡率甚至达到惊人的 50%。请注意，这里的手术死亡率并不是患者在整个住院期间死亡的概率，而是死在手术台上的概率。从这个角度说，库欣的技术在当时简直是冠绝群雄。除了手术技巧，库欣还有非常广泛的兴趣爱好，他在绘画上很有天分，会将自己的手术过程画下来，并且被编入了教科书。同时，他还是棒球健将、钢琴演奏家和优秀的作家，甚至获得了普利策奖，这个奖项分量非常重，甚至被称为"新闻界的奥斯卡奖"。

带着无与伦比的激情和好奇心，库欣对脑垂体进行了深入研究，毕竟他是一个神经外科医生，颅骨之中所包容的一切都难逃他的法眼。通过对垂体的研究，库欣发现如果垂体功能紊乱，则会带动全身多个腺体紊乱，他将之称为多腺体紊乱综合征。他推测出了这种疾病的根源——垂体的问题会影响肾上腺，而后者分泌了过多的糖皮质激素，最终导致我们刚才提到的"满月脸""水牛背"。库欣虽然是一个神经外科医生，但他准确地描述了一种内科疾病，而这种多腺体紊乱综合征也就是我们所说的库欣综合征。

现在我们知道，肾上腺皮质激素分泌过多会导致严重疾病。但在很多种情况下，医生也会使用激素类药物治疗疾病，而且这种情况在临床上十分常见。同时，正是由于激素类药物作用广泛而强烈，会导致患者出现较为严重的并发症，因此医生在选择使用激素时都非常谨慎小心，并且和患者进行详细的沟通，只有在病情确实需要的时候才会使用。但即便是医生们做到了最大限度的谨慎，糖皮质激素还是被广泛使用，我们也只能说因为它确实有用。

在临床应用当中，激素类药物的重要作用之一就是抑制炎症反应，而炎症反应的出现是免疫系统在和外来的病原体等不良因素斗争的过程。在理想的状态下，免疫系统在炎症中消灭了外来的入侵者，炎症也就慢慢消退了，但很多时候，免疫系统过于活跃，引起的炎症反应过于严重，反而给身体造成了更大的破坏。在这种情况下，医生使用激素来进行治疗的目的正是抑制炎症反应。

那么，和炎症反应直接相关的免疫系统究竟是什么样的呢？接下来，让我们一起去见识一下。

第12章

免疫系统：保卫人体的军队

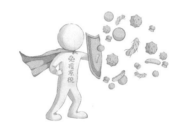

免疫：隐秘角落的防御者

我们身体的九大系统中，最神秘的莫过于免疫系统。

我们吸入、呼出空气的时候，会感觉到呼吸系统的存在；行走、奔跑的时候会感觉到运动系统的存在；在厕所里享受片刻宁静的时候，会意识到消化系统和泌尿系统在正常运转。然而，在正常情况下我们根本感觉不到免疫系统的存在，反倒是身体出了大问题的时候，我们才有可能感受到免疫系统工作的效果。

尽管免疫系统相当低调，但这并不意味着它消极怠工。那么，它的功能究竟是什么呢？毫无疑问，它是我们身体健康的可靠防线，但它当然不能抵御所有危害我们身体的东西。当一辆汽车疾驰而来的时候，你会飞快地避开它的行进路线，这种避免伤害的方式显然跟免疫系统没有关系；切菜的时候小心谨慎，不要被刀切到手也不是免疫系统职责所在。

免疫系统真正的战场在我们肉眼看不见的领域。这也许会让你想到中毒，但人体中负责解毒的主要器官是肝脏，而它能够解毒的功能也和免疫无关。免疫系统主要针对那些来自外界的生物类的入侵者，比如肉眼不可见的各种微生物。事实上，我们身边所能看到、接触到的每一个角落都存在着无数的微生物，它们随时在等待着时机侵入我们的身体。面对这些虎视眈眈的小东西，我们当然可以采取一些防御措施，比如洗手、戴口罩、不喝生水，等等，但真正在我们身体的每一个角落建立稳固防线的，却是看不见、摸不着的免疫系统。

对于医学生来说，系统解剖学是一门必须牢牢掌握的基础课，但如果翻开这门课程的教材，你会发现一个有趣的现象：运动系统、消化系统、呼吸系统等等都被列为独立的章节，偏偏免疫系统仿佛被遗忘了似的，它的身影并未出现在目录之中。免疫系统之所以如此神秘，一方面是因为其成员往往被归类于身体的其他系统，另一方面是免疫系统的存在实在过于广泛，因此反而容易被人忽视。

正是由于免疫系统的这两个特点，它往往会让从事器官移植的外科医生无从下手。当患者出现极其严重的心功能衰竭时，外科医生可以进行心脏移植；当患者出现肾功能衰竭时，外科医生可以进行肾脏移植；当患者被肝癌困扰的时候，外科医生可以进行肝移植。但是，当免疫系统出现重大疾病时，除了骨

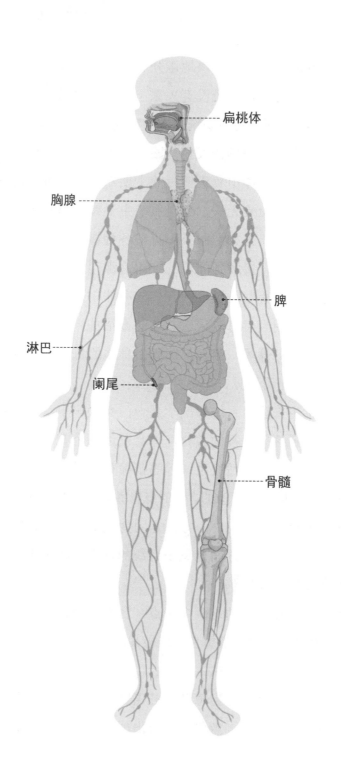

扁桃体

胸腺

脾

淋巴

阑尾

骨髓

髓移植，外科医生很少有机会能通过移植的方式来进行治疗。

如果我们试着罗列一下免疫系统的结构，那将是一份长长的名单，它们可以分为**免疫器官、免疫细胞**和**免疫分子**。其中免疫器官包括骨髓、脾脏、扁桃体、阑尾和胸腺等，想必你也发现这些器官的名字十分眼熟——我们在了解其他系统的时候已经看到过它们的名字。事实正是如此，很多器官在为其他事务忙碌的同时往往承担了免疫功能。

至于免疫细胞和免疫分子，它们遍布全身的每个角落，如果详细列举它们的名字，只会得到一份相当晦涩且充满学术气息的名单。好在我们并不需要记住这份名单，不妨绕开这只拦路虎，从**功能**的角度去认识免疫系统。

那么，免疫系统如何发挥自己的作用呢？其实，微生物想要进入人体并不那么容易，皮肤就是第一道坚固的屏障，在大多数情况下，微生物只能止步于此。有一些微生物停留在我们的皮肤上，并依赖皮肤分泌的油脂在这里生存下来，这些微生物大部分时间里和我们和平共处，但当皮肤被割伤这类情况发生时，它们便有了机会进入身体内部，以病原体的身份兴风作浪。

当然，也有很多微生物躲开了皮肤这道屏障，从其他更便捷的道路进入人体。我们已经知道，消化系统、呼吸系统、泌尿系统和生殖系统都有途径连通身体内外，而这些路径都给病原体进入人体提供了可能性。也正是因为病原体可以通过多种方式、从多个位置入侵，因此免疫系统在每个可能的环节都不能放松警惕。如果把人体比作一个国家，免疫系统就是保护这个国家的军队，它们不仅仅驻扎在这个国家的边境线上，同时

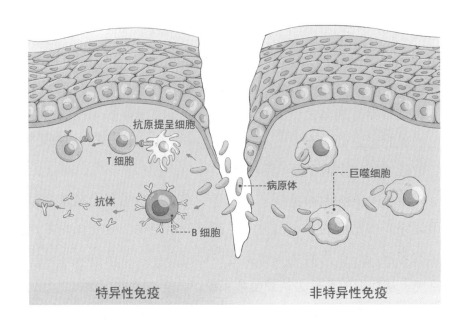

免疫
T 细胞
抗原提呈细胞
病原体
巨噬细胞
抗体
B 细胞
特异性免疫
非特异性免疫

还存在于国家内部的每一处，随时准备应对那些外来的鬼鬼祟祟的敌人。

免疫系统对抗这些外来敌人的过程叫作免疫应答，它可以分为非特异性免疫和特异性免疫。

非特异性免疫应答的特点是反应快、成本低。在漫长的演化过程中，非特异性免疫应答拥有了一身好本领，我们可以把它们看作身体内的常规部队。它们平时就处于备战状态，一旦细菌进入人体，这些军队就可以迅速被调动起来，直扑向那些受到病原体入侵的细胞。当免疫系统和入侵的病原体作战的时候，它们进行战斗的"战场"就会发生炎症反应，同时出现红、肿、热、痛这4种表现。早在古罗马时代，博物学家塞尔苏斯（Celsus,

前 25—50）就已经总结出炎症的这 4 个特点，并且被一直沿用到了今天。

在发生炎症时，一种叫作巨噬细胞的免疫细胞非常重要，它不但可以消灭细菌，而且会分泌出信号分子，就像是吹响了集结号，呼唤其他炎症细胞包括巨噬细胞前来救援，这样做的结果就是让炎症反应发生得更为激烈。同时，巨噬细胞还会让感染部位的血管舒张，使免疫细胞更容易从血管中渗透到炎症发生的部位，对于常见的细菌和其他的病原体而言，这就是一场灭顶之灾。

我们体内的常规部队威力相当强大，但这还远远不够。因为有些进入人体的病原体非常狡猾，它们会采用种种方式绕过常规部队，也就是非特异性免疫。或者它们的数量太大，常规部队对它们没有办法，在这种情况下，免疫系统还有更有针对性的措施，那就是组建特种部队去消灭敌人，这个过程的专业术语叫作**特异性免疫**，或者**适应性免疫**。

之所以叫特异性免疫，因为它是针对某些特定的病原体专门产生的免疫应答。训练特种部队怎么看都是一件好事，但是也有一个很明显的缺陷，那就是需要很多时间和成本。当病原体侵入人体之后，免疫系统就开始行动起来，它敏锐地感知到了这些抗原的到来，并且进行了一番很有针对性的操作。那么，什么是抗原呢？我们暂时不考虑它的严格定义，只要知道这些入侵者可以被归类为抗原就可以了。

抗原进入人体之后，会被**抗原呈递细胞**发现，这种细胞相当于运输大队，它的作用是把抗原的信息，或者说是病原体片段送到免疫系统面前，而免疫系统会对抗原进行分析，之后根据这些抗原的特点训练出相应的特种部队。这需要花费几天的时间，所以和非特异性免疫相比，特异性免疫通常比较迟钝。这样做并不是没有好处，因为训练特种部队的成本实在是高，所以先派出常规部队，如果解决不了问题，过几天再派特种部队是一种很合理的做法。

那么，这些特种部队是从哪里来的呢？

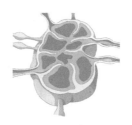

淋巴：来自神话的体液

这些特种部队的主要成员是 T 细胞和 B 细胞，关于它们的故事还要从希腊神话说起。宁芙（Nymph）是希腊神话中的一种低级神灵，只不过更类似于精灵或者妖精，她们有些独自生活，也有些是其他神灵的侍从。

在希腊神话中，第二代天神的领袖是克洛诺斯（Kronos），他赶走了自己的父亲乌拉诺斯（Uranus），从而获得掌控整个世界的权力。为了防止自己的孩子学会这种忤逆行为，克洛诺斯把他的妻子瑞亚（Rhea）生下的五个孩子吞了下去。为了保护自己的第六个孩子，也是未来第三代天神的领袖宙斯（Zeus），瑞亚将宙斯藏起来偷偷养大，而负责养大宙斯的便是一群宁芙。

生性风流的宙斯留下很多爱情故事，他曾经和一位叫作卡利斯托（Callisto）的姑娘相爱，并且生下了一个儿子。但是因为天后赫拉（Hēra）的嫉妒，卡利斯托和她的儿子最终被变成了一大一小两只熊，他俩的形象被升入夜空之中，化作大熊座和小熊座。这位与宙斯相爱的卡利斯托也是一位宁芙。

在宙斯的众多子女之中，阿耳忒弥斯（Artemis）是狩猎与月亮女神，同时也是三大处女神之一，她不愿意和其他人组建家庭，宁愿生活在山林之中，带领着自己的随从以狩猎为乐。为了满足她的要求，宙斯给了这个女儿一群随从，而这些随从也都是宁芙。

阿耳忒弥斯的弟弟就是太阳神阿波罗（Apollo），在古罗马诗人奥维德（Ovidius，前 43—约 17）的笔下，阿波罗曾经深深地爱上了一位叫作达芙妮（Daphne）的姑娘。可遗憾的是，这位姑娘对阿波罗充满了厌恶，为了躲避阿波罗的追逐，达芙妮甚至不惜让自己的父亲把自己变成了月桂树。满怀惆怅的阿波罗只能折下月桂树的树枝，为自己编织了一顶头冠，这便是"桂冠"的来历，而这个故事里的达芙妮的身份同样是宁芙。

不难看出，宁芙是希腊神话中广泛存在的形象，而且通常以美丽清纯的少女形象出现，因此由宁芙这个单词衍生出一系列表示"纯洁、纯净"的单词。解剖学家对人体结构进行研究的时候，发现了一种清澈透明的液体，于是用代表宁芙的单词 nymph 创造出一个新的单词 lymph，也就是淋巴。

就像我们之前提到的，免疫系统的成员往往同时属于其他系统，淋巴正是这样。如果我们不了解淋巴系统究竟有什么作用，那么很容易认为它仅仅是给血液循环起到了补充作用。因为我们身体中的组织之间有很多间隙，这些间隙里会存在组织液，这些组织液会不断生成、更新，如果没有合适的渠道把它们导流出去，那它们就会在原地滞留引起水肿。

但是这样的情况肯定不会发生，因为这些组织液会被毛细血管吸收，然后进入静脉之中。但问题是，毛细血管并没有把所有多余的组织液都吸收掉，它虽然干了大部分工作，但还是留下了一些收尾工作给淋巴系统。淋巴系统也有属于自己的管道，其中最细小的叫作**毛细淋巴管**，它们遍布全身，除了牙齿、角膜、软骨、脑和脊髓等部位，身体各处几乎都可以看到毛细淋巴管的身影。

虽然可以被看作是静脉的辅助结构，但是毛细淋巴管显得稍微有点喧宾夺主，因为它的管道比毛细血管还要粗一点，而且管壁通透性更好，还相互交织形成了网状结构，这些特点都有利于组织液进入毛细淋巴管。吸收组织液之后，毛细淋巴管也和静脉一样，会逐渐汇集到一起形成更粗的管道。

毛细淋巴管汇合形成**淋巴管**，众多淋巴管汇合形成 9 条**淋巴干**，9 条淋巴干最终汇合形成 2 条**淋巴导管**，而这 2 条淋巴导管会和静脉汇合，把从全身收集来的淋巴液注入血液之中。我们很容易发现，血液循环的过程周而复始、循环往复，但是淋巴的流动却是单向的。如此复杂、庞大的管道系统，难道仅仅是给静脉工作的补充吗？当然不是。

事实上，淋巴系统还有更重要的工作。逐级变粗的淋巴管

道会经过许多淋巴结，这些淋巴结大小不一，形状是椭圆形或者蚕豆形，它们就像一堆小小的过滤器，把淋巴中的细菌和异

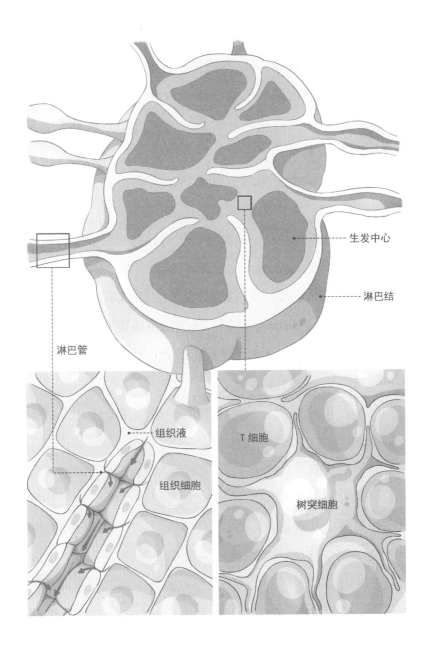

生发中心

淋巴结

淋巴管

组织液

组织细胞

T 细胞

树突细胞

物过滤掉，还能产生淋巴细胞和抗体，这些都是身体的免疫功能发挥作用的基础。可以说，收集淋巴只是淋巴系统的次要工作，而它的主要工作跟免疫系统的关系更大。

除淋巴结之外，淋巴管还连接了淋巴器官和淋巴组织。前者包括淋巴结、扁桃体、脾和胸腺等器官，后者则主要分布在消化管和呼吸道的黏膜里。淋巴器官和淋巴组织颇有点大隐隐于市的风范，它们是驻扎在身体各处的军营，不断训练出士兵来保卫我们的身体。

这些士兵包括 T 细胞和 B 细胞等，它们都属于**淋巴细胞**，而进入血液之后，它们也就成了白细胞的一部分，而且是特异性免疫应答的重要参与者。T 细胞是在胸腺中发育成熟的，表示胸腺的英语单词是 thymus，这也是 T 细胞名字的由来。而 B 细胞是在骨髓之中成熟的，但有趣的是，它的名字却并不是从骨髓的英语单词 bone marrow 而来，鸟类的身体中有一种人类没有的结构，叫作法氏囊（Bursa of Fabricius），B 细胞最早是在法氏囊中被发现的，这才是它名字的来历。

虽然都是免疫细胞，但是 T 细胞和 B 细胞的工作方式不太一样。

T 细胞发现抗原的时候，就像是喜欢近身战斗的特种兵看见了目标，会迅速作出反应，根据敌人的特点调整自己使用的武器，如果对手拿着匕首，那自己就抄起长矛。更厉害的是，T 细胞还会呼朋引伴，让那些还在"新兵训练营"里的 T 细胞都拿起长矛冲过来。这样，T 细胞就可以对外来抗原发起群殴，在理想状态下会以 T 细胞的胜利而告终。因为这样的免疫过程是

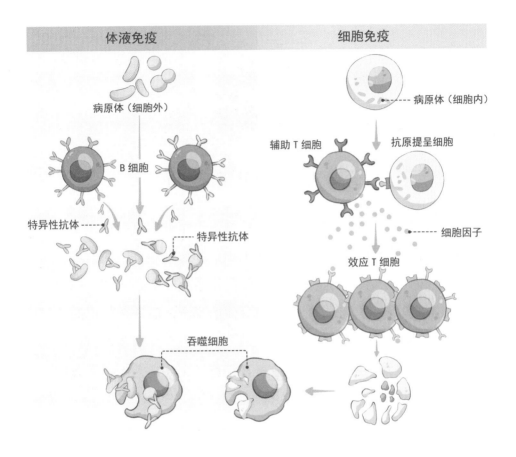

以细胞为主力，所以这个过程属于**细胞免疫**。

　　而 B 细胞则不同，它们更像是喜欢远程攻击的兵种，发现抗原之后，它们倒也会呼朋引伴，但是不喜欢拿起长矛冲上去，而是远远地扔出无数"飞刀"，并希望这些武器可以消灭敌人。这些飞刀叫作**抗体**，是溶解在体液中的分子，所以这一类免疫过程属于**体液免疫**。

　　那么，抗原和抗体究竟是什么东西呢？

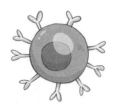

抗原和抗体：矛与盾的对抗

抗原这个概念在医学免疫学领域有一个非常复杂的定义。常见的抗原包括病原微生物、寄生虫、肿瘤细胞等。我们可以用更为简单的方式来理解它。既然免疫系统就像是人体之中的军队，它的任务当然是保卫我们身体的安全，而发挥作用的第一步就是区分谁是"自己人"，谁是"敌人"。简单地说，凡是能被免疫系统特别是 T 细胞和 B 细胞盯上，认为不属于我们自身的东西，统统可以被称为抗原。

需要注意的是，对于哪些东西属于我们自身、哪些东西不属于这个问题，免疫系统和我们的看法其实不太一样。我们每个人都是从一个小小的细胞分裂发育而来，在发育的过程里，免疫系统也在逐渐成熟，它们会把自己接触过的东西当成"自己人"，但是我们身体中的某些部分根本不会接触到免疫系统，结果这些东西虽然确实是人体的组成部分，免疫系统却会把它们当成"敌人"。

比如说我们的眼睛，在发育的过程里被包裹得严严实实，其中的有些成分就没有和免疫系统接触过，所以在免疫系统眼里，它们就是地道的陌生人。当眼睛遭遇外伤破裂的时候，这些物质和免疫系统见面了，而这支军队则会疯狂地发起冲锋，像对待其他所有敌人一样不遗余力。

B 细胞在受到抗原的刺激之后，就会产生出一系列的蛋白质，被称作免疫球蛋白，而它们就是**抗体**。正如我们之前提到的，抗体就像是被 B 细胞扔出来的飞刀，只不过它们消灭抗原的方式和飞刀略有不同。抗体会和抗原结合到一起，形成新的物质，这样就可以让抗原不能发挥破坏作用。

人体中的免疫过程就像是一场战争，而战争从来都是残酷的，会造成巨大的创伤。在理想状态下，免疫系统会消灭外来的入侵者，但即便是这样也会对我们的身体造成负担。更何况，在某些情况下战争是如此的激烈，甚至超过外来敌人所能造成的损伤，这真是免疫系统始料未及的悲剧。不得不说，我们的身体并不完美，时不时出点问题是在所难免的。

有一种特殊的情况，免疫系统甚至会搞错自己的立场。它们错误地把自身成分当成了外来的敌人。在这种情况下，免疫系统开始攻击身体的其他结构，如同在我们体内爆发了一场残酷的内战，这种情况就被称为**自身免疫性疾病**。免疫系统是如此神秘莫测，我们至今也没有完全弄清楚它的运行机制，因此自身免疫性疾病也总是让人感觉来得莫名其妙。

而怀孕创造了另外一种非常特殊的情境。胎儿一半的基因来自父亲，虽然是在母亲体内孕育而成，但是胎儿的基因和母亲却不完全相同，哪怕还在母亲的子宫之中，胎儿和母亲也完全是两个不同的、独立的个体。对于母亲来说，胎儿是自己的宝贝，但对于母亲的免疫系统而言，这个宝贝只不过是个陌生的大麻烦。

如果母亲的免疫系统太过严苛，那么没有任何一个胎儿能承受这样的打击。好在面对这样的可能性，免疫系统也有应对措施，一来胎儿和母亲的免疫系统在不断地进行沟通交流，二来在怀孕期间母亲的免疫系统也变得懒惰起来，不会像平时那么热衷于发动战争。这也解释了一个现象：当患有自身免疫性疾病的女性怀孕时，她的病情会出现一定程度的减轻。

现在我们已经知道，除病原体之外，其他生物体的成分也会引发我们身体的免疫过程，哪怕这些成分是来自和我们一样的人类。那么，这样的情况常见吗？是的，器官移植就是典型的例子。对于器官移植来说，如何找到合适的器官是个大难题，为了解决这个问题，医生们曾经给自己的想象力插上翅膀，将猪的心脏和肾脏移植到人身上。

毫无疑问，这会引起极其强烈的排异反应，即便是使用人的心脏和肾脏也无法避免。为了解决这样的问题，接受器官移植的患者只能长期使用免疫抑制剂，尽管这类药物有非常大的副作用，但也只有这样才能让那些移植而来的器官尽可能地多工作一段时间。生活在这个时代的我们只能畅想，如果未来的某一天，医学界解决了排异反应的问题，那将给多少患者带来生命的新希望。

其实除了器官移植，有一项更为常见的操作也是将一个人的身体成分置入另一个人的身体之中，这项操作就是**输血**。我们都知道，血型可以分成 A 型、B 型、AB 型和 O 型，这就是著名的 ABO 血型系统。其实我们体内有 30 多种血型系统，只不过跟输血关系比较大的只有两种，分别是 ABO 血型系统和 Rh 血型系统。对于中国人来说，绝大多数人的 Rh 血型都是阳性，Rh 阴性的人凤毛麟角，所以 Rh 血型的重要性对我们来说相对低一点点，而 ABO 血型成了中国人最熟悉的血型系统。

事实上，血型就是根据抗原不同而划分的。A 型血的红细胞上只有 A 抗原，B 型血则只有 B 抗原，两种都有的是 AB 型，两种都没有的是 O 型。但这跟输血有什么关系呢？原来，不仅红细胞上有抗原，血浆之中还有抗体。

对于 A 型血的人来说，血浆之中有 B 抗体，如果给 A 型血的人输入 B 型血，那么血浆中的 B 抗体就会对输入的红细胞中的 B 抗原进行攻击，结果就是红细胞大量破裂、死亡，这被称为**溶血反应**，是输血最严重的并发症。红细胞也会有生老病死，对于那些死掉的红细胞，人体可以吸收代谢，但突然有大量的红细胞死亡，我们的身体就完全承受不住了，特别是作为"垃圾回收站"的肾脏，承受不了这么大压力的时候就会出现**急性肾功能衰竭**，甚至有可能导致死亡。

了解免疫系统时，我们常常会把注意力放在它出故障时候的表现，但事实上免疫系统的存在正应了《孙子兵法》里的那句话：善战者无赫赫之功。免疫系统是人体运行的基本保障，它将无数外来的危险消弭于无形，这才让我们感受不到它的存在。如果免疫系统真的不存在了，人会脆弱到什么程度呢？一种著名的传染病会创造出这种极端的状态，让我们更直观而深刻地认识这个问题。

而这个故事还要从人类的起源说起。

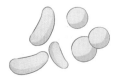

艾滋病：远房亲戚的诅咒

几百万年前，我们的祖先和猿类的祖先共同生活在森林之中，享受了相同的阳光、雨水和树木。更重要的是，它们也受到了相同的传染病的困扰。也就是说，有那么一批病原体，既可以感染我们的祖先，也可以感染猩猩的祖先。这并不是我们共同的财富，而是共同的灾难，但不管怎么说，也是我们共同承担的东西。

既然祖先们生活在相同的环境中，所需要的食物环境都是一样的，彼此之间必然存在着紧张的竞争关系，于是发生了激烈的斗争，很不幸，我们的祖先在这场斗争中失败了。于是，人类祖先被赶到了草原上，种群数量急剧下降，并一度少到濒临灭亡的地步。

但从另一方面说，这种不幸却蕴含着未来的希望。对于传染病而言，宿主的数量非常重要，如果人类的种群数量下降到了一定程度，那么传染病就无法蔓延开来，或者说对于人类来讲，人口数量是传染病能够传播的基本条件，而这个历史时期的人口数量实在是太少了，于是很多传染病就这样自然消失了。换句话说，人类付出了极其惨重的代价摆脱了很多严重的传染病，而幸存下来的人都可以轻装上阵，走向未来。

　　但问题是，我们只是暂时摆脱了这些传染病。原因很简单，那些依然生活在森林中的猩猩、那些我们的远房亲戚在它们的族群之中，把那些病原体保留了下来。虽然几百万年前人类祖先们失败过一次，但在之后的日子里，人类浴火重生，不但在这个充满艰辛的世界上活了下来，而且一步一步走到了食物链的顶端。此时的人类，如果再次和野生的猩猩发生接触，就很有可能把那些已经远离我们无数个岁月的病原体再次带回到人群中。

　　这样可怕的情景有没有可能变成现实呢？有。20 世纪 80 年代被医生所认知的艾滋病就是其中的典型例子。

　　事实上，不管是人类还是病原体，在漫长的演化之路上，其发展过程都符合达尔文所提出的进化论。顽强地生存下去是每个物种的终极目标，对于人类来说，不断完善自己的免疫系统是个很好的选择。而艾滋病病毒想尽一切办法绕开宿主的免疫系统，从而进入到宿主体内，获得自己所需要的资源，对它们来说也是必需的。

　　艾滋病病毒对抗人体免疫系统的方法是釜底抽薪，它们会攻击人体中的 T 细胞，也就是消灭保卫我们健康的军队。可问题是，当我们看到关于艾滋病的介绍时，通常会提到艾滋病病毒攻击的是 CD4$^+$ 细胞。这种 CD4$^+$ 细胞和 T 细胞到底是什么关系呢？想知道这个问题的答案，我们需要重新认识一下 T 细胞。

　　我们已经知道，T 细胞参与特异性免疫，是免疫系统里的"特种兵"。而 T 细胞的表面有很多蛋白质分子，这些蛋白质分子就相当于 T 细胞的望远镜。通过它们，T 细胞才能辨认出哪些是外来的抗体，并且需要被消灭。成熟的 T 细胞上有两种"望远镜"，分别是 CD4$^+$ 或 CD8$^+$。

但是，每一个 T 细胞不能同时携带这两种蛋白，只能二选一，因此 T 细胞被分成了 CD4$^+$ 细胞和 CD8$^+$ 细胞，这两种细胞对于免疫系统来说都是必不可少的。现在我们知道，CD4$^+$ 细胞和 CD8$^+$ 细胞都是 T 细胞，而 T 细胞是淋巴细胞的一种，淋巴细胞则是白细胞的一种。

艾滋病病毒的厉害之处就在于，它可以攻击 CD4$^+$ 细胞，让这种细胞纷纷死掉。我们也知道，T 细胞是保卫我们身体的军队，这些军队被消灭掉之后，我们的免疫系统当然会出现巨大的缺陷。这种缺陷并不是我们先天就有的，而是病毒感染导致的，是"获得性"的，所以艾滋病的正式名称是**获得性免疫缺陷综合征**（Acquired Immune Deficiency Syndrome），而"艾滋病"这个名字其实是这种疾病的英文首字母缩写 AIDS 的音译。至于引起艾滋病的病毒，其正式名称是**人类免疫缺陷病毒**，它的英文名字是 Human Immunodeficiency Virus，缩写是 HIV。

那么问题来了，艾滋病病毒为什么要这么做呢？因为病毒的结构实在是太简单了，它们自身没法生产任何营养物质，所以只能从宿主的身上窃取，从而不断繁殖。虽然小到我们肉眼看不见的地步，但它们其实和狮子、老虎一样，都是自然界里的掠食者。为了进入我们的身体中"行窃"，这些病毒选择了击溃我们免疫系统的方式。

艾滋病病毒的攻击方式不由引发了我们的另一番思考：既然它只攻击免疫系统，而对身体的其他系统影响很小，看起来似乎不会危及我们的生命呀。如果只考虑艾滋病病毒的影响，这么说倒也不错，毕竟艾滋病病毒只是对人体的防御军队造成极其严重的打击，如果没有其他外敌入侵，确实不会给我们造成生命危险。然而，事情并没有这么简单。

正如之前所提到的，各种病原体充斥在环境的每一个角落，人活着就不可能不接触这些东西。健康人的免疫系统能防范这些危险，但是对于艾滋病患者来说，他们的身体是不设防的，任何一种病原体都有可能致命。

比如**卡氏肺孢子菌**，对于健康人来说，它们完全不值一提，因为这种微生物的感染力几乎没有可能对抗我们的免疫系统。但是对于艾滋病患者来说，则是另一番景象，就算是卡氏肺孢子菌感染力这么弱的家伙，也一样可以引起严重的肺感染。因此医生只要发现患者存在卡氏肺孢子菌感染，首先便会联想到艾滋病。

艾滋病消灭了我们身体中对抗外敌的军队，因此对身体有极大的危害。但这仅仅是一种极端情况，在绝大部分情况下，我们的免疫系统都在运转之中。更奇妙的是，免疫系统也是有记忆的，而这种记忆为我们对抗传染病提供了最强大的武器，这究竟是怎么回事呢？

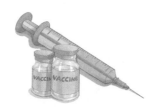

疫苗：对抗传染病的利器

记忆是一件奇妙的事情，我们大脑里记录着童年时和父母共度的美好时光，记录着珍馐佳肴的美味，记录着羞于提起的往事，也记录着甜蜜混杂着酸涩的感情。回想这一切的时候，我们当然会认为大脑承载了我们最美好也是最重要的记忆。然而事实上，免疫系统以另一种方式记录了我们的经历，而这种记忆很有可能关乎我们的生死，其重要性甚至超过了我们大脑中的记忆。

每当我们接触一种抗原的时候，免疫系统都会运转起来，产生对付这种抗原的抗体。这个过程就好像一支军队为对付某个敌人而专门生产出一种武器：如果对方是骑兵，我们就生产绊马索；如果对方是弓箭手，我们就生产盾牌和砍刀。这种灵活的应对方式是免疫系统保护我们的有效手段。

更重要的是，取得战争的胜利之后，免疫系统虽然不会继续大规模制造这种武器，但是武器的样本和图纸却被保存了下来。如果相同的敌人再次入侵，那么军队可以用最短的时间再次制造出这种武器，直接击溃敌人的先头部队，根本不给对方大举入侵的机会。这样的武器样本和图纸有时可以保存一辈子，于是我们这一生都不会受到相同敌人的困扰。

有没有一种方法，可以让免疫系统不需要和真正的敌人接触，却能知晓敌人的武器，并能产生正常的免疫过程，制造出对付它们的武器呢？有。其实这很容易想到，只要把敌人的信息充分、准确地告诉免疫系统，让它在接触真正具有危险性的抗原之前，就已经准备好了对付这种抗原的抗体，问题不就解决了吗？是的，这正是**疫苗**的作用。

现在我们用一个真实的例子来说明这个问题。

天花是历史上最可怕的传染病之一，造成的死亡人数以千万计，但对于身患天花而幸存下来的人来说，其终身都不会再次受到天花的威胁。天花病毒进入人体之后，免疫系统会产生相应的抗体，这些抗体就是军队的武器，它们所提供的**免疫力**会伴随我们的一生。简单地说，人一生之中只要得过一次天花，就再也不会得第二次。

这样的特性给了人类对抗天花的思路，中国古代发明了**人痘接种法**。严格地说这不是某一种方法，而是一类方法，尽管在操作细节上有所不同，但是原理相差不多。简单来说，就是让没得过天花的健康人接触天花病毒。也许你会怀疑，这岂不是主动传播天花吗？但事实不完全是这样。

天花患者会出痘并且结痂，这些痂中的病毒虽然还活着，但是毒力已经相对变弱了。如果将这些痂磨碎，并让没得过天花的人接触，那么健康人可能会出现感染天花的症状，也可能会因此而失去生命，但这样的危险比真正患有天花要小很多。经历过这样的接种，人可以彻底避免被天花杀死的风险，因此冒一次这样的险很是值得。

在人痘接种法中，病原体依然活着，但是毒力减弱了，按照今天的标准看，这可以算作**减毒活疫苗**的一种。

因为人痘接种法行之有效，它也逐渐从中国传到了欧洲，并在 18 世纪末期达到巅峰。众所周知，在法国大革命期间，国王路易十六被推上断头台，而这位国王就曾经是人痘接种法的受益者。很显然，疫苗不能使人对断头台产生免疫力，但这并不是我们关注的重点。我们只需要知道，在这个时代里，来自中国的人痘接种法已经成功进入欧洲国家的王室之中。

在路易十六被砍头的几年之后，47 岁的英国医生爱德华·詹纳（Edward Jenner，1749—1823）发明了牛痘接种法。他之所以能够发明这种方法，是受到了生活中的启示。当时的英国人认为挤牛奶的女工非常漂亮，因为她们的皮肤好。而詹纳有一次意外地听到一位挤牛奶的女工说她不会得天花，因为她已经出过牛痘了。说者无心听者有意，詹纳意识到不同的传染病之间可能有着某种联系。

于是詹纳尝试着给健康人接种牛痘，伴随着轻微的症状之后，接种者也获得了对于天花的免疫力。今天我们知道，牛痘病毒和天花病毒十分相似，但牛痘病毒只会让人产生很轻微的症状，并不会引起严重疾病。但在免疫系统眼中，牛痘病毒已经被牢牢地记住了，并且已经产生了相应的抗体。当天花病毒侵入人体时，这些抗体分不清牛痘病毒和天花病毒的区别，就把天花病毒消灭掉了。可以说这种方法非常巧妙地利用了免疫系统的功能。

在西方医学史专家的眼里，爱德华·詹纳发明了牛痘接种法，这是世界上第一种疫苗，这种看法对于中国古代的人痘接种法显得有些不够公平。在此之后，无数的科学家前赴后继，开发出很多种类的疫苗，从而使我们不需要感染这些病原体就可以获得相应的免疫力。

今天的儿童在三岁之前要按照计划接种若干种疫苗，以保证不被这些疫苗对应的传染病所威胁，比如百日咳、白喉和破伤风等。而对于那些新出现的传染病，想要真正终止它们的流行，同样需要科学家研发疫苗，毕竟疫苗是我们所生活的时代里对抗传染病最有效的方法。

特别值得一提的是**脊髓灰质炎**，俗称**小儿麻痹症**。这种传染病在 20 世纪曾流行于世界多个地区，而且有一位非常著名的患者，他就是领导美国取得第二次世界大战胜利的总统罗斯福（Roosevelt，1882—1945）。正是有了罗斯福总统的推动，研发脊髓灰质炎的工作才能取得长足的发展。当全世界的病毒学家和免疫学家都在为寻找预防脊髓灰质炎的疫苗而努力时，中国医学家同样做出了极其突出的贡献，医学科学家顾方舟（1926—2019）带领自己的团队，研发出了脊髓灰质炎活疫苗。这种疫苗是以糖丸形式存在的，口服就能进行接种，可以说简单、易行、效果好。因为这项伟大的成就，顾方舟也被无数的孩子亲切地称为"糖丸爷爷"。

我们必须承认中国免疫学家在疫苗领域所取得的卓越成就，中国研发并生产的疫苗，在传染病防控领域做出了无与伦比的贡献。这一切也让我们欣喜地看到，守卫我们健康的不仅仅是免疫系统，还有我国那些坚守在科研一线的免疫学家。他们在我们看不见的地方默默对抗着最危险的敌人，纵然没有无上的荣誉也不改初心。事实上，正是因为他们的不懈努力，很多传染病才根本没有出现在我们面前，这才是真正意义上的"善战者无赫赫之功"。

— 跋 —

　　希望你能通过这本书了解人体的基本构造、基本功能，并能看到那些伟大的医学家在发现这些知识时所做出的努力，以及他们所走过的弯路。在认识人体的漫长历程中，先贤们付出了大量心血，患者们也承担了无数风险。可以说，人类认识自身的过程是一段值得被纪念的历史，而这段历史被深深地刻入我们的文化之中，尽管我们在大部分时间里无法注意到它的存在，但只要暂时停下脚步，就能发现它所焕发的光彩。

　　关于历史的书写，中国人足以自傲，因为我们有一位声震寰宇的史学家司马迁，其作品《史记》被赞为"史家之绝唱，无韵之离骚"。不只在国内，司马迁在全球的史学界都有着极高的声誉，著名的美国历史学家乔纳森·斯宾塞（Jonathan D. Spence）有一个典雅的中文名字史景迁，即"景仰司马迁的史学家"。而日本著名作家福田定一也为自己起了一个中文笔名，那便是司马辽太郎，这个名字包含了"比司马迁还差得很远"的意思。

　　身为一名历史爱好者，我同样对司马迁怀着无比景仰之情。只不过，我在幼年读《史记》时，却发现了许多难以索解之处。比如，"本纪"是为皇帝而作的传记，可《史记》的本纪中却颇有些混乱，孝惠帝不知何故未被列入其中，反倒是项羽、吕后两位，虽然从未当过名正言顺的天下之主，却被司马迁列入本纪之中。这个问题曾经让我困惑了很久，直到无意中读到了清代史学家赵翼的著作《廿二史札记》，才得到解答。

赵翼先生认为，司马迁是深受儒学传统影响的史学家，而这种影响体现在诸多细节之中。儒家经典《礼记》中记载，十二乃周天大数。即在儒家学者眼中，"十二"这个数字具有特殊的魅力和神圣意味。司马迁深受这一观念的影响，因此在他的作品中，是刻意让本纪的数量控制在十二篇。

先贤著作的字里行间充斥着他们深邃的思想，令我获益良多。然而知易行难，先贤妙笔生花、挥洒自如，而我在创作本书的过程中，一边落笔一边意识到自己的不足。同时我深深地感到，前辈学者早已通过其著作，将他们丰富的学识和充满逻辑思辨的内心世界展示在世人眼前，而我则是用更轻松的笔触，将这些前辈的教诲总结了一下而已。

本书也分成十二个章节，这既是我对司马迁的敬意，也是对中国传统文化的敬意，更是对每一位以文字为载体，将知识与智慧散播人间的前辈学者的敬意。

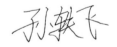

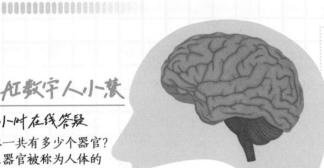

扫码查阅>>

身体使用说明书

AI数字人小慧带你探索人体奥秘 推开生命科学之门

问!AI数字人小慧

7×24小时在线答疑

人体一共有多少个器官？
什么器官被称为人体的
指挥部？

看!人体文化背景

观看配套视频
了解与人体相关的人文知识

记!阅读思维导图

画出重点知识
构建人体知识体系

学!人体结构知识

学习专业课程
全面解析身体结构